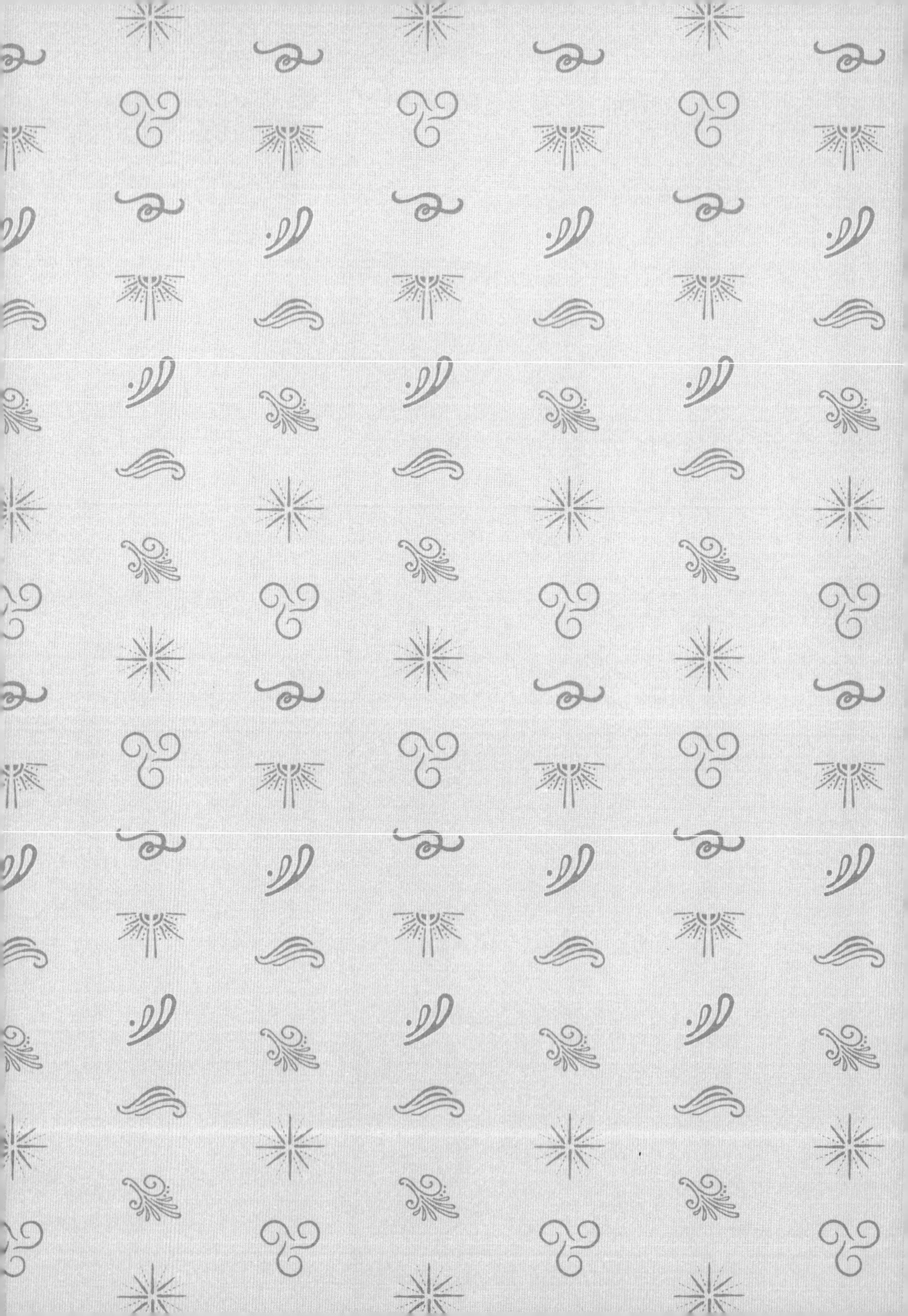

The Seven Ways of Ayurveda
Discover Your Dosha, Tap Into Your Strengths
— and Thrive in Work, Love, and Life

阿育吠陀七型人

從體質洞悉性格，發揮個人優勢，開創平衡的幸福人生

莎拉・庫賽拉 Sarah Kucera 著
蕭斐 譯

好評推薦

在本書中，莎拉使用了能讓你自省，並以全新角度看到自己天生性質的方式，去除了體質的神祕性。本書將帶給你開發古代阿育吠陀智慧的知識，讓你看見日常生活中實際的改善，更深層地認識自己，並對於如何將自己獨特的組成帶回到平衡狀態，具備全新的觀點。

——卡珊卓・波札克（Cassandra Bodzak），《帶著意圖飲食》（*Eat with Intention*）及《以冥想顯化》（*Manifesting Through Meditation*）作者

在這本美好的書中，莎拉環抱著浩瀚且古老的科學，將之當成一把大自然喜悅的花束呈現給我們。由於阿育吠陀是療癒的科學，體質已受到廣泛的討論，並用在辨識失衡之處及如何回復平衡。莎拉反過來看體質，看它們正面積極的表現，在工作、生命和愛情中觀察每種體質，使它們成為帶出你最好一面的實用指南。輕鬆喜悅的閱讀內容，讓本書以出乎意料的燦爛方式打開你的世界。

——蘿拉・普倫（Laura Plumb），阿育吠陀醫師與教師，《阿育吠陀新手烹飪書》（*Ayurveda Cooking for Beginners*）作者

莎拉帶來了認識阿育吠陀的有趣好玩方式！本書將提供有關體質在職場、愛情及日常生活中的

實用知識，讓你可以帶著自信照顧自己，同時找到自己的力量。如果你在找尋與內心安適感的全新關係，而這種關係能夠啟發你認識自己並以真實的自我來生活，那麼我大力推薦這本書。

——克萊兒．拉格奇諾（Claire Ragozzino），風火型，《阿育吠陀生活方式》（*Living Ayurveda*）作者

莎拉．庫賽拉醫師在明確實用方面的卓越天分，展現在這本體質實用指南，或說是達到最佳健康的藍圖中。我讀了不少阿育吠陀相關書籍，這本書脫穎而出之處，在於莎拉站在初學者的立場，有技巧地將複雜的概念分解，讓每個人都能理解並採取行動。這本書能讓你深深感到被看到和理解，提供了不只是活著，而是充分活出最佳自我的指導。

——吉娜．卡普托（Gina Caputo），火土型，E-RYT500 瑜伽師資認證，健康及健身教練，科羅拉多瑜伽學校（Colorado School of Yoga）創辦人

這本深具洞察力的書將體質擴充到超越食物清單及身體類型之外，可做為你終生的基礎指南，引領你進入內在景觀和接觸自己的各種傾向、光明面和陰影面，以及與憐憫心、好奇心和幽默感之間的關係。這本書提醒我們，我們早就擁有讓自己茁壯所需的一切。

——珍妮佛．克迪拉（Jennifer Kurdyla），火型，《扎根滋養：女性健康的草本料理書》（*Root & Nourish: An Herbal Cookbook for Women's Wellness*）共同作者

《阿育吠陀七型人》是一本溫暖又平易近人的書，教導你使用阿育吠陀做為自我檢查的透鏡。莎拉・庫賽拉不只體貼地指導你進行更好的自覺，更提供了工具來幫助你理解自己，以及職場、人際關係和生命中不同階段的其他人。我極度推薦本書。

——賽吉・羅翠（Sage Rountree），火型，博士，E-RYT500 瑜伽師資認證，《專業瑜伽教師手冊》（*The Professional Yoga Teacher's Handbook*）作者，卡羅萊納瑜伽公司（Carolina Yoga Company）共有人

儘管人類之間的共同之處很多，但每個人的內在都與其他人不同。莎拉運用古老的阿育吠陀教學，給了我們全新的角度來觀察自己行事的原因和方式。對於想要更加理解自己和人類同胞的人來說，這是一本很棒的讀物。

——希瑟・格拉奇（Heather Grzych），風土型，阿育吠陀醫師，《阿育吠陀生育指南》（*The Ayurvedic Guide to Fertility*）作者

目次

Part 2 七種體質組合

Part 3　世界上的七型人

Part 4 未來前行之路

導言

認識現在的我的朋友，絕對不會相信我曾經是個害羞的孩子。極度的害羞。我還記得，自己坐在家中那輛白色雪佛蘭轎車的副駕駛座上，企圖用反胃想吐而無法上學來說服母親。我不是打算搞蹺課天才那一套，那種感覺是真的，我是因為知道自己需要和他人互動，甚至更糟到會被叫到課堂前說話，而真實地感到反胃想吐。那時我只有七歲大，但那種感覺依然存在我的內心。

多年來，我視自己的害羞為缺陷。它讓我無法與陌生人群見面，阻止我尋求幫助，甚至讓打電話訂外帶餐都成了令人生畏的事。但現在，我將之視為自己的超能力。要是沒有這個基礎，我最愛的特點都不會發展出來。成長期間的羞怯，意味著我花了較少的時間及能量聊天，得以有了更多的空間去觀察及聆聽。雖然這其中混雜著自我意識，但整體而言，提供了發展自我覺察的完美機會，伴隨著時間的推移和研究阿育吠陀（Ayurveda），我培養出更加認識自己以及看到他人之真我的能力。

在我進入阿育吠陀學校的第一天，我們的老師——令人尊敬的阿育吠陀醫師維桑特・賴德醫師（Dr. Vasant Lad），當時已經超過六十五歲，盤腿坐在鋪了地毯的地上，在全班面前為每位學生進行健康評估。身為新學生，我們都熱切於開始學習阿育吠陀這個根據大自然及五大元素為主的替代醫學，以及如何將這個整體醫療型態加入自己的生命中。第一個接受評估的學生是四十多歲的女性，外表看起來快樂又健康。但賴德醫師在看過她的眼睛、舌頭及脈搏後，認為她看起來好像精疲力竭，並詢問她是否經歷了什麼傷心事。她點頭承認，同時眼淚從她的臉頰簌簌流下。她的丈夫在幾年前死於直升機墜機，而她尚未從此傷痛中療癒。全班都對賴德醫師的感知感到敬畏，這份敬畏也隨著更多的訪談而逐漸加深。

賴德醫師的直覺的確無可比擬，他對阿育吠陀的知識為其天生的感知技巧提供了豐沃的土壤，讓這份技巧茂盛到更加精深的程度。他看到的不僅是我們的身體症狀，更是我們真正的內在，不管是任何被深埋入內在的情緒事件，或是尚未被自己覺察到的特點。我受到他毫不費力且優雅地發掘每個人獨特之處的能力所啟發，決定要做到跟他一樣。

我在進入阿育吠陀的學習時，相信自己是展開一趟自然醫學的教育旅程，能為脊骨神經學（chiropractic）和瑜伽學習搭起橋梁。我想像自己將會拓展實踐的範圍，包括了椎間盤突出、冰凍肩（frozen shoulders，又稱五十肩），以及人際關係技巧，並且能夠增進照護病患、學生、朋友及家人的能力。（我也幻想著從自家後院的植物中調製出藥草藥方。）

儘管我的確在自家廚房中製作出含有藥效的茶和藥膏，但阿育吠陀帶給我的最大贈禮是「被了解的感覺」。阿育吠陀的核心在於瞭解所有人都是由相同的材料構成的，那就是五大元素：乙太（ether，即空〔space〕）、風（air）、火（fire）、水（water）、土（earth）；我們如何觀看、思考及感受，都可以追溯到自己獨特的元素比例。這種元素組合是我們體質（dosha）的本質，也是真正的本質。一旦認識自己的體質或元素的展現，就能夠揭露我們的內在思考、心智及行為模式，以及和世界互動方式的背後原因。

多虧了阿育吠陀，我通常都能在數分鐘之內，透過他人的身體特點和習性，辨識出對方的元素組合。這些資料讓我取得了能有效與對方溝通的洞察，猜想出他們在職場和人際關係中的和諧與衝突的來源，強烈地感受到他們如何找到生命的成就感。如果我有機會進一步與他們互動，例如阿育吠陀的諮詢，我就能看到這些屬性與他們全面的健康之間的關係，這也正是我身為健康照護醫師角色的關鍵。

我相信，當我們將體質的知識具體化時，便可以認出自己的超能力並深深愛上自己。我們也會認出他人的超能力，還有如何給予更多的支持與關懷，並以更加和諧的方式與他人互動相處。如果認識我的體質之後可以為我做到這些，也讓我因羞怯得到力量而不是羞恥，那麼你也能夠以同樣的方式打開世界。

但要記住，走在這條道路上需要耐心，就如同自我覺知一直都是在進行當中一般。改善的過程，並不是追求完美，無論你是否開心發現自己所顯露出的每個層面，都是在促進學習和成長。你將發現，真正的好處不是來自於達到自我覺知的絕對狀態，而是在於剝除每個層面的過程。本書就是這個過程。

阿育吠陀簡介

阿育吠陀（Ayurveda）包含了許多內容。由梵文的ayus（生命）及veda（科學）所組成的這個字，被認為是瑜伽的姊妹科學以及生命的科學。阿育吠陀來自印度，是源自數千年前的醫學系統。在這麼久遠以前創造的東西，都有著落伍過時的風險，但阿育吠陀卻因知識的永恆性而隨著年代更加精煉。阿育吠陀的基礎是大自然，也因此使其歷久彌新，因為大自然的韻律是值得信賴且始終如一。這些根基給了阿育吠陀承受力，以及能擁抱任何改變或應用的力量，無論是使用於世界的一隅或是社會的現代化。

就等級而言，一個架構在循環和改變本身之上的系統，具有如此的適應性並不令人意外，而我們在阿育吠陀的工具中看到這種形態功能關係（function-form relationships，註：指生物的解剖特徵與其使用性具有緊密的關聯性）。簡而言之，每日、每夜及季節儀式，能幫助人們以簡單的方式管理複雜的問題。依據我們身體和大自然的節奏，實踐季節性飲食、選擇固定的睡眠時間、優先處理消化系統的健康等，都能夠做為療癒的基礎。相同的概念顯現在健康的預防領域，提供了飲食及生活型態的建議，將每個人的獨特組成（或稱體質），納入考量。這在循環可預期的情況下是可行的，而我們也可以預見由此而產生的疾病。

大膽來說，阿育吠陀將循環性因果關係歸因於每件事，包括了你對爆米花的渴望、為何每到春天都會得鼻竇炎，還有為何小組工作比較適合某些人。當你從阿育吠陀的觀點來認識自己，就會更加注意你做出的選擇如何與自己所處的週期性互動。如此的洞見會讓你不再做出某些事，像是肆意地從菜單上選取餐點、不相信天氣與季節會帶來特定疾病，或漠視我們感覺的變化可能與生活型態相關。阿育吠陀有許多值得深思之處，而且它能無止盡地自我進化並開展出遼闊的道路。

體質：阿育吠陀不變的元素

本書的第一部分將會介紹架構在基於循環之生活方式上的幾個基礎概念。不過，我們會將多數的精力集中在體質上，亦即使我們成為自己這個人的元素組合。這三種體質分別由兩種元素組成：風型（vata，由空〔乙太〕和風組成），火型（pitta，由火和水組成），土型（kapha，由水和土組成）。每個人都有所有的體質，因為它們與人類的生理相關並掌管了身心的功能，然而，我們可能有一種或兩種主要體質。主導的單一或雙重體質的組合（也可能是三種體質組合〔三型體，tridoshic〕，我們稍後會提到），會在多數時候描繪出你的特性。（正如你將在阿育吠陀中學到的，沒有什麼是固定不變或絕對的，但會很接近，即使是你的體質也是如此！）

根據這三種體質在你身上表現的程度，共有七種可能的組合：

風型、火型、土型、風火型、火土型、風土型、三型體（風火土三型平均組合）

在第一部分中，你可以利用體質測驗來得知自己與生俱來的體質。不過要記住，測驗的結果不會決定你的命運。它只是一個幫助你思考何種元素在你體內位居主導性的入口，是你通往自我覺知旅程的起點。

在第二部分，我們將會更進一步了解每個體質或體質組合。由於每個人都是由所有元素按不同數量組合而成，七個體質組合中的某些組合將會與你相關。除了讓體質回復平衡的章節外，也包含了自學提示，以幫助你了解這個相關性，而這個概念也適用於所有人。透過了解這七種體質的精神力量和掙扎、溝通風格、對壓力的反應、動力和恐懼上，你可以更加確認自己的體質，並辨識出他人的體質。要記得，我們不是在尋找最完美，而是在找最佳的匹配，這與你對體質的直覺和知識都有關係。此外，閱讀到你最無法起共鳴的體質，也會讓你更清楚最能和自己起共鳴的是哪個體質。

如果了解你的體質是一種超能力，第三部分就會協助你運用這個力量來改善自己的整體健康和幸福，以及增進你的家庭、工作和愛情關係。體質的相互作用十分微妙，但引人入勝。隨著觀察起舞，但了解所有組合的特性，將可幫助你游刃有餘地穿越這些情境。為此，第四部分包含了讓每種體質茁壯的忠告，包括如何照顧你自己和支持你所愛的人們，好讓我們真正「看見」彼此。

在附錄中，你將會找到能幫助你迅速了解體質的表格，而這些體質的一般特性與相關細節如何影響生命不同方面的討論，都在第三部分。使用這些表格做為快速參考，可幫助你在不同的環境下，看到每個體質之性質（quality）的相似處。

正如任何要求你深度向內尋求的教導一樣，你可能會發現阿育吠陀震撼你的程度與安撫的程度不相上下。但是這種不論斷的明確性，正是讓生命所有方面都能茁壯的真正關鍵，這有五千年份的證據可以佐證。

若是你在本書只搜集到一件事，希望那會是「以不論斷的態度，觀察及聆聽自己和他人」。我們有所掙扎的某些事，就跟骨骼結構一樣扎根於我們之內，因此花費一生的氣力希望這些問題會走開，是徒勞無功的。但在其他方面，像是身為遊樂場上的害羞小女孩，同時也性情愉悅且善於使人大笑，則會讓我們產生力量，並使我們的能力發光。

◆關於身體屬性的注意事項◆

要記得的是，儘管身體屬性是體質重要的一部分，本書著重在體質對心理的影響。這不是因為身體的組成比較不重要（事實上，身體與心理的健康相互倚賴），只是因為著重於心理屬性上，對身體的討論就相當有限。這有助於預防你只因符合某種體質的體型，而將自己塑造成去配合特定體質的心理組成。

關注我們的情緒、思考和行為，將揭露覺知和成長的機會，特別是許多人少有機會討論自己的感受或對討論感受覺得不自在。看著鏡中的自己，我們可以很輕易地描述自己的骨骼結構、皮膚、頭髮和臉部五官。然而，一旦談到自己如何回應壓力，或知道自己喜歡哪些情緒時，你可能就真的要好好想一想了。意識到自己的這些體質部分（心理與情緒傾向），提供了改善你與自己和他人之關係的無限可能性。當你準備好探索更多體質的身體部分時，可參考我的第一本書《阿育吠陀自我照護手冊》（*The Ayurvedic Self-Care Handbook*），或列於資源內的其他書籍。

Part 1

你的真正本質

第1章

阿育吠陀的基礎

對使用體質做為生命的導引來說，並不需要了解阿育吠陀的廣泛背景，但必須探索阿育吠陀的基礎概念。這不只是為了理解的緣故，而是為了保存阿育吠陀的精髓。阿育吠陀是一個豐富且古老的系統，就算我們能個別利用特定的部分，像是探討體質如何影響了我們的工作、愛情及生命，而無須深入飲食和衛生習慣，但最好還是能從此系統的整體來探究。

如果你已經在學習阿育吠陀，可以把它當作課程的複習。如果你是新手，那就慢慢來。許多概念都需要花時間認識和了解，在找到方向之前，感到迷失是很正常的。如果你想要多知道體質之外的阿育吠陀，相關資源章節的列表可以幫助你探索。

大宇宙小宇宙連續體

阿育吠陀最基本的原則是，人類的存在（包含我們的體質），就在大宇宙小宇宙連續體（macrocosm-microcosm continuum）概念的本質之中。這個原則說明了人類（小宇宙）是整個宇宙（大宇宙）的迷你版本，任何發生在我們外在的事，同時也發生在我們之內。每一天、每個季節、月亮等等的律動，皆會對我們的感覺、思考和行為起作用。我們不單受到大自然的影響，我們就是大自然。在空氣、太陽、樹木、石頭和水之中找到的五種元素，也可以在人類之內找到（在其他動物身上亦同）。

阿育吠陀的每個概念皆架構於此，因此，只要了解這個概念，就更容易理解其他的原則。這可能對我們的覺知與健康造成根本上的轉變。首先，接受我們與大自然的合一，會讓我們更樂於觀察環境中發生的事。我們變得更加意識到天氣、辦公室中的照明，或是在餐廳和零售店中播放音樂的音量。這些事好像頗微不足道，但對於與自己（和其他人）的體質合作時，卻是極為必要的訓練。

這個對外在的覺知，可以發展出我們的能力，去看出大宇宙和小宇宙之間的關係。或許你火熱與激情的那一面，與太陽四射的能量相關，心念的起伏與疾風相似，腦霧與陰沉的天氣可能有什麼關聯性。關聯性並不一定一對一，但會是個好的開始。最終，我們越感到與大自然相連，就越能對自身和我們與大自然之間的關係有更好的覺知。

五大元素

在觀察大宇宙時，你會領悟到，大自然創造物內的所有小宇宙中有部分是相同的。阿育吠陀透過五大元素來解釋這個狀況，乙太（空）、風、火、水、土，都以不同的比例出現在所有的生命中。這些元素是大自然的建構組件，由於它們負責了人們身與心的組成，對於充分掌握體質的概念是十分必要的。

所有五種元素都可以在每個人和每件事物上找到，因為它們對存在來說是必要的。我們需要空來擴張和包含；需要風來呼吸和移動；需要火來轉化和理解；需要水來補充水分和流動；以及需要土來滋養和穩固。

但每個人的每種元素表現都不同。這也就是為何你會形容某人是迷糊的，某人則是火熱的；為何在某些人身旁會令你覺得精神振奮，而也有人讓你感到更加腳踏實地。或許你在之前從不了解或確切知道為何如此，但你已經可以看穿某人身上較為顯著的元素。實際上，你可能已經使用元素來談論他們的人格特點以及與他們互動。

◆你的內在景觀◆

如果你正在努力了解元素是如何以不同的方式表現，就先看看大自然的景觀。沙漠、山脈和海岸，都包含了太陽、水與土地，但每個元素都很清楚地以不同的數量呈現而出。

要確定身上何種元素展現得最突出，就得詢問自己內在的景觀是如何。你是炎熱乾燥的沙漠、涼爽而穩定的山脈，還是溫暖潮濕的海岸？哪種景觀的性質與你最為有關？在學習接下來的二十種屬性時，將這個答案記在心中，並學習如何以利用二十種屬性來描述五大元素，以及你身心的功能。

二十種屬性

我們可能會因為熟知元素，而認為描述元素很簡單；但阿育吠陀熱愛明確，因此使用了二十種指定的屬性（attribute）來描述這些元素。既然你是由元素組成的，這些屬性不只描述了元素，也描述了你。

這些基本描述稱為「質性」（梵文為gunas），是以十組對立物呈現（或想像是十個連續體）；沉重（heavy）／輕盈（light），遲鈍（dull）／敏銳（sharp），冷（cold）／熱（hot），油膩（oily）／乾燥（dry），平滑（smooth）／粗糙（rough），稠密（dense）／流動（liquid），柔軟（soft）／堅硬（hard），停滯（static）／移動（mobile），細微（subtle）／粗略（gross），清澈（clear）／陰鬱（cloudy）。由於這些屬性是連續體，所以沒有什麼是單一一種屬性或是另一種（例如熱或冷，或乾燥或油膩）；一切都兩者皆是。

肉桂和墨西哥辣椒（jalapeños）都是香料，是傾向於「熱」端的連續體，但這兩者的熱並不相同，肉桂沒有墨西哥辣椒那麼辛辣，不過熱的屬性都出現在兩者中。

這些屬性是你每天都會使用的詞語，所以你將能輕易地運用在感受上，同時，這些屬性也會讓元素與體質更相關。比方說，「火」是唯一一個被形容為敏銳的元素。或許你能夠推斷出，「比起其他元素，自己擁有更多火的部分」，但那是因為你覺察到了自己的敏銳火熱的性質，例如敏銳的才智或尖銳的言談。

假如這個例子無法引起你的共鳴，我想你應該經歷過不少艱難的處境或困苦的時光；有些日子你的頭腦很清楚，而有時則是渾沌一片；你可能曾處在某種造成內心沉重的狀況下，而當問題平靜後，就感覺放鬆。當你察覺到這些過分簡化的字眼能校準你的感受、心境、情緒和經驗時，就能更有技巧的將它們和自己連結上元素與體質。

現在讓我們來探討每種元素的質性（gunas）細節，以及這些特性如何體現在你身上。

◎・乙太，空

——輕盈、乾燥、冷、清澈、細微

空是最廣泛且無窮的元素。為你的心智和情緒提供了無限的特性，進而產生創意、自由、可能性和潛力。正是空，造就你的自發性和充滿想法。它幫助你在計畫的啟始階段蓬勃發展，站在你的個體性上，在結構與行程中尋找自由，為跳脫常規的彩色人生而活。

然而，輕盈、冷和乾燥等屬性，也會出現在那些讓我們感到掙扎的特性中：不安全感、恐懼、迷糊、緊張、寂寞、擔憂，以及感覺動盪不安定。

◎・風

——移動、輕盈、乾燥、堅硬、粗糙、冷、清澈、細微

風促進精神上的活動，鼓勵我們做出改變和轉換方向。儘管風與空有著類似的屬性，但風的顯著性質是：移動性。在我們的心智中，風就像空氣那樣，積極活躍、使人激動、迅速。它讓我們思緒敏捷、反應迅速、生氣勃勃，渴望新的經驗和變化。

這些特性也會有不太受歡迎的配對特性，其中與空類似的，包含：憂慮、恐懼、不安全感或寂寞，而移動的性質似乎只是更放大了這些特性。這個性質可輕易地將廣泛轉成不穩定，讓豐沛的主

意成了不安的心思、快速的精力成了消耗，而對自發性的欲望則變成了欠缺結構性。這就好像將電扇開到最高速並對著桌上的一疊紙吹，使你的心思四散崩潰。

火

——熱、敏銳、輕盈、乾燥、細微

火是轉化的元素。它點燃我們的熱情，讓思考變成行動，將食物轉化成燃料。這個元素負責激發你，使你的智力和情感變得敏銳，並帶給你領導的能力。當你的心念帶著火時，目標精準，待辦事項滿載，強烈的幹勁就像陽光一般四射。

這股激烈的屬性驅動著生產力和成就；但它們也會激發憤怒、挫敗、憎惡、易怒、精疲力竭，以及不健康的控制慾。

水

——沉重、油膩、柔軟、平滑、遲鈍、流動

水不只會為你補充水分，還會增進流動的本質，讓你更容易適應改變（這也是大自然的一部分）

和「順其自然」，不至於有過多的不安或戲劇性。水不像土一般固定，但因其重量，也不會像風一樣自在流動。儘管水本身柔軟及帶著流動性，但其沉重感意味著穩定性和力量。當這些特質與你的心思和情感整合為一時，就會帶來耐性、理解、忠誠、奉獻、穩定性、耐力，以及深切的關懷。

當水這個元素妨礙我們的思緒、情感和行為時，就會呈現憂傷、沉重的心情、遲緩的心思、固執、欠缺動力和遲鈍的思考。

土

——沉重、油膩、柔軟、平滑、遲鈍、稠密、陰鬱、粗略、停滯、涼爽

土讓我們在不安的時刻保持理智和冷靜，因為它是號稱最沉重和最固定的元素。雖然我們想要心思具有活動性，但這個固定的元素在提供穩定、支持和組織結構上是必要的。擁有越多的土元素，你就會越具安全感和理智，這對你來說是很好的，除非多到讓你覺得受困、被依附、消沉、退縮和拒絕改變。

如果你是一個土質人，可能需要常常檢視這些情感，但當土對你有利時，人們會形容你是冷靜、好相處、具同理心、誠實、培育和照顧他人的人。

在下一個章節中，你將會學到組合成三個體質的兩種元素。與其使用兩種元素來為體質命名，我們可以參照每種的主要元素：vata 是風型，pitta 是火型，kapha 是土型（另一種元素則被說是體質的「容器」，即擁有此元素或是透過此元素來表達）。

你可能透過在大自然中的體驗，對於元素和屬性有更明確的認識，但你不需要太過認真或長久思考就知道空、風、火、水或土是什麼樣子，它們可以對你的體質，以及你與大自然的關係，提供更直接的連結。

自學提示

基本原理

要進一步學習五大元素和二十種屬性如何與你有關的經驗，就想一想你和哪種元素的關聯性最多，還有你通常落在各種屬性連續體上的哪個位置。你可以把下列的問題當作引導：

1、自己和哪個元素的關聯性最多？哪個最少？
2、當你在最佳狀態時，會在每種連續體上的哪個位置？現在你會將自己放在哪裡？
3、最近對哪種情感、心情或感受的經驗較頻繁？要如何用二十種屬性來形容？
4、想想身邊的誰擁有比較多「空」的特質。他們的人格跟你的有何相似及相反之處？將這個練習運用在五種元素上，看看元素如何在不同的人身上以不同的方式出現。

三大體質

我們已複習了阿育吠陀的基礎，現在要來談談主題：體質。體質是用來解釋大自然如何在我們身上展現，還有五種元素在我們的健康、思考及與他人的互動上所扮演的角色，體質也是阿育吠陀的中心理論。

三大體質都是由兩種元素組成：風型（空＋風）、火型（火＋水）、土型（水＋土）。由於二十種屬性被用來形容這些元素，你將會發現，元素、屬性和體質的連結，提供了體質如何貢獻於我們整體生理的全貌，特別是如何發揮在我們的情感、思考和行為上。接下來會以兩種內容談論體質：

1、體質如何決定了人類生物學（會在下個章節討論）。

2、體質的七種不同表現方式或組合，如何展現在工作、愛情和生命中；最重要的是，哪種組合與你有關（進入這個領域的旅程會從第二章展開）。

這三種體質說明了你的生理組成，以及你身心所有的功能、器官和組織。雖然阿育吠陀尚有其他概念填補了人類生理學的所有細節，但體質包括了絕大部分（要記得，那是因為所有的東西都是自然元素！）。每種體質都具有主要的功能、掌管的特定器官，也與我們的心理、行為及情感的傾向

（好與壞，光明面與陰暗面）有所關聯。儘管你的組合被稱為「心身類型」或是一種人格類型，但它的內涵更加豐富，因為你的體質負責維持身體系統的運作，以及你如何存活在這個世界上。

再次重申，如同五種元素一般，所有體質都會出現在每個人身上，沒有人欠缺任何一種。正如我們都有眼睛、血液和皮膚一樣，我們也都具備創作、組織和關懷的能力。這就是為何從生物學的立場來學習至關緊要，若是以學習音樂來思考，這就如同在學習如何彈奏音階（七種體質表現）前，先學習音符（即三種體質）。

・風型

空＋風

輕盈、乾燥、堅硬、粗糙、冷、清澈、細微、移動

風型體質包含了空與風，是三種體質中最輕、最乾、最冷，和唯一一個移動的體質。因此，它的主要作用就是活動。你身心中所有的活動，包括血液循環、關節活動、呼吸和神經系統的脈衝，都歸功於風型。（雖然風型負責了所有的活動，但它所移動的結構和體液〔humors〕通常與其他體質相關，例如，血液的循環是風型功能，但血液是受火型掌管的組織。註：此處的體液是指血液、黏液、黃膽汁和黑膽汁）風型也掌管了周邊神經、耳朵、骨骼和大腸。

至於你的心思和行為，它則是負責自發性、接受改變的能力和創造力（即便你覺得自己只有一丁點），同時也會讓你感到擔憂或焦慮。

火型

火＋水

熱、敏銳、輕盈、油膩或乾燥、流動

火型由火和水組合而成，常被認為是最熱情的一個體質，因為火這個元素負責了火型的主要功能：轉化。火型的火讓我們消化食物和思考，啟動荷爾蒙的變化（像是青春期、更年期），以及將我們所見的轉換成思考、感受或行動（風型本身就是行動；火型則是將思考轉換為行動）。它讓心智能夠將思考轉變成理解和智力，同時也掌管我們的皮膚、眼睛、血液、肝臟、脾臟、酵素，以及被稱為「情緒」的心和腦。

你的火型體質給了你敏銳的心念、自信、用以計畫和組織的技能，以及追尋夢想和捍衛信仰的信念。同時它也會引發發怒、挫敗和評斷等情緒。

土型

水＋土

沉重、油膩、柔軟、平滑、遲鈍、稠密、陰鬱、粗略、停滯、涼爽

土型由水和土組成，帶給我們成長、結構與保護。水和土的沉重與穩定特性，使得土型自然而然地掌管了你的免疫性、脂肪（油脂）、組織、身體所有管道的黏膜內襯、滑膜（關節）液體，以及淋巴。它同時也與在口腔內進行的消化階段（包括了唾液的土型液體）和胃部的消化階段（胃內的黏膜受土型掌管）相關。土型同時也監視整個呼吸系統及生理的心臟和大腦。

在心智和情緒中，土型是愛、關懷，以及對於培育與照顧他人的直覺。另一方面，它也會讓你感到受困或悲傷。

參照第251頁的表格以做為這三種體質各方面的快速參考。注意它們在不同類別間的異同處，以及你如何與任何一種體質相關。

同質相互增強，導致失去平衡

我們天生的體質，或稱自性（prakriti），是我們的原始點，也是我們感覺最健康，在茁壯方面能力最強大之處。但有時我們就是會偏離它，讓自己覺得病懨懨或是好像不是自己。當發生這樣的情況時，我們就是處在失衡的狀態，又稱「不和諧」（virkriti）。這最常發生於體質、元素或屬性的累積，也就是「同質相互增強」的理論。

我們能夠容忍每日在特性之間的少量游移，像是在感到熱和冷、輕盈與沉重、油膩和乾燥之間變動；這些就如同健康雷達上的光點訊號一樣。但當我們一再吃東西，暴露在元素，或是體驗到產生相同性質的情緒之下而不得緩解時，最終就會生病，而且通常是與這些性質相通的狀況（出現在身或心上）。這會發生在任何一種屬性上，雖然透過某些屬性會更容易觀察或理解這個概念。

舉例來說，如果某天你吃了本質上會造成乾燥的食物，像是咖啡、餅乾、椒鹽脆餅和爆米花，你會特別感到脫水或口渴。如果你在大熱天喝辣湯，可能會覺得熱或開始長痱子。當你所吃的飲食多數是較為重口味的食物，像是炸物、肉類或起司，可能會注意到自己感到格外遲緩沉重。

若這種情形持續一段長時間，或伴隨著更多乾燥、熱或沉重的特性，結果將會更加極端。感到口渴的人會開始產生乾眼症和皮膚乾燥；覺得熱的人可能開始產生胃灼熱；而遲緩沉重的人則開始增重。除非這些狀況受到醫治，否則症狀將會開始變得複雜。

這種過程不僅限於身體的原因或狀況，也會延伸至心智和情緒。物質的因素會導致身體或心智的失衡，至於非物質的因素也會在身體或心智上造成失衡。

任何一種失衡都會發生在任何人身上，但你最可能在最主要的體質、元素或屬性上體驗到失衡。當特定性質以較高量產生時，就像是在將滿的水桶裡再加入幾滴水一般，幾乎沒有容納出錯的餘地。風型人傾向於在冷、移動和乾燥的方面失去平衡；火型人則可能一生中會經歷較多的熱和尖銳狀況；而土型人則有更大的傾向產生沉重不動的疾病。儘管如此，具備風或土性質的人在火元素上失衡，或一個具備火或土性質的人在風元素上失衡，也是可能發生的事。由於有許多因素會起作用，比方說社會的本質、季節的更迭及現代生活等等，任何事都是有可能的。

當談到疾病時，多數注意力會被放在屬性、元素或體質的累積或增加，但這並不只是什麼逐漸增加的問題而已，找出原因也是很重要的。阿育吠陀辨識出三種主要的疾病成因，或可能產生累積的原因。

首先是在我們與天性或時間反其道而行，當我們的行為對抗了大自然的節奏，或未能與自己真實內在的天性保持一致。例如，穿著不符季節，做出對自己不真實的選擇，像是在孩童時期為了滿足父母而參與了自己不感興趣的活動、成年後選擇了會為你帶來社會地位的職業生涯。你可以為這些事帶給你的感受分配一種屬性，例如，冬天穿太輕薄的外套讓你感到寒冷；做不想做的事會帶來挫敗感而增強你內在的怒氣（熱氣）。你越是忍受這些，它就會增長得更大。

第二種失衡的成因是誤用才智，像是你知道自己不該熬夜、不該過度工作、不該多喝那一杯酒。這並不是說不能偶有變化、自發性或放縱，但是當它成了習慣、無心之舉或促成現有的狀況時，你就會看到其後果的累積。

最後一點，當我們不顧自己的感官時，就可能會生病。在過去，人類的感官是賴以生存的資源。人類茁壯的能力，仰賴於能夠聽到掠食者發出的聲響、嚐到植物中的毒物，或是聞到火的氣味。如果我們錯讀了這份資訊，就可能在生與死之間擺盪。

現今，我們的感官都受到過度或不足的刺激。我們過度暴露在螢幕、電子產品、廣告和各種不同定義的「噪音」當中。然而，由於我們透過數位裝置接觸許多噪音，就同時處於和真實世界間的互動刺激不足的狀況。多數時候，我們是透過螢幕來欣賞，而不是實際去接觸大自然。

阿育吠陀以橫跨預防及治療且面面俱到的照護，幫助我們校正這些失衡情況。不規律的睡眠、能量、消化、心情和皮膚，即便只有一點點，都被視為是重要的，並且會利用改變飲食、藥草療方、呼吸練習、瑜伽動作、冥想，和日常生活的習慣（例如乾刷法〔dry brushing〕、自我按摩及清潔舌頭）來處理。所有的治療方式都是為個人量身訂做，並考量了天生的體質、體質的失衡，以及季節。阿育吠陀採用的方式古老且深受大自然的啟發，與西方醫藥看來極為不同，然而許多基礎概念都非常合理且具直覺性，讓此種醫學的整合性看起來是其第二（或第一！）天性。

現代社會和科技將我們拉離了大自然的韻律，學習阿育吠陀就好像踏上返家之路一般。隨著你越來越熟悉體質以及它們是如何出現在你之內和周圍，請多加注意是哪種元素和性質帶給你平衡，重新認識自己，或是有回到家的感覺。

自學提示

什麼會帶來平衡？

基於同質相互增強導致失去平衡的原理，我們可以透過活動、食物或人，來找到平衡以抵消所感受到的症狀。

1、你現在用以維持整體健康感受的習慣有哪些？（例如，冥想、寫日記、例行健身、季節性飲食、運動。）

2、當你感到不舒服，或意識到需要注意的思緒或行為模式時，用什麼方式可將你帶回平衡？

3、在透過阿育吠陀認識了自己現行的習慣和模式後，你可以在每日的慣例中做出何種調整？思考一下你可能需要納入的屬性（參考第24頁）以及相關的體質和元素。

◆這是我的體質，還是失衡狀態？◆

要分辨出那是體質天生的傾向，或可能是一種失衡狀態，是很困難的。即便是在最佳的健康狀態下，仍然會有心情、心思和身體上自然的起伏，因此我們觀察到的是內在天性的體質或是心煩意亂的狀態，就變得很微妙。

以下的問題可以做為在這種過程中引導你的標準。把答案放在手邊，在你進行體質測試，以及於第二部學會更多關於你的體質組合時（第49～50頁）當作參考。

1、你的現況對你而言是自然且尋常，還是不尋常？不尋常的身心狀態，像是在處理得來的強度下，卻無法享受你最喜歡的事或人，你就可能處在失衡的狀態了。但如果你的感覺是尋常或熟悉的，像是在考試或約會前感到焦慮，那就很可能是你的體質。

2、你是怎麼變成這種狀態的？你覺得這是特殊狀況的顯現，還是這就是你自己？當你體驗的是每日活動或正常的耗損（例如某天熬夜到太晚、幾天沒去健身，或在假日時大吃甜食），那麼你察覺到的可能是體質在起作用。但如果你出現這種情況，是因為反常的活動、創傷事件、比平常更極端的行為，或是不那麼顯著的生活型態選擇的累積（像是不吃飯、過度運動、工作改變、家庭成員過世，或過度擴展工作或個人的責任），那麼你注意到的可能就是失衡。

3、這個感覺是曇花一現還是持續的？就算是路上最小的凸起，都可以被視為是一種失衡。儘管如此，只出現在你身上幾個小時或幾天的狀況，並不會影響測試的結果，或對辨識出的體質感到懷疑。相反的，如果感覺不好的情況長達數週、數月或數年，而且毫無改變或緩解，這肯定就是失衡。

4、你覺得自己正在經歷的是可以輕易重新校準的事嗎？當然，小小的失衡是很好應付的，像是龜裂的嘴唇、發表之前的緊張感，或是旅行後些微的疲累，特別是當這些都是你平常就習慣去處理的事。不過，如果找回平衡是需要嘗試或是不成功的，那就代表你正在面對的是失衡，而不單純是體質的特性。

第2章

洞察你的體質

我們已經學到風型、火型和土型存在於每個人體內，但要把阿育吠陀的概念應用在生活中時，就必須知道在自己身上每種體質的成分有多少。體質組合的完整概念，可以幫助你看見生命中讓你茁壯和掙扎的領域，描繪出你對支持和自我照顧的需求，專注在使工作、家庭及各種關係更加和諧的可能性。如果目前你尚未從閱讀的過程中知道自己的體質，在本章結束時，你將會知道或至少將可能性減少到兩種。體質的表現會有以下幾種可能的方式：

- **單一體質（single doshic）：**主要是風型、火型或土型。身為單一體質的人，你依然能夠觀察到每種體質的蛛絲馬跡，但某一種的特徵會持續地比另外兩種突顯。
- **雙重體質（dual doshic）：**意味著兩種體質的表現都強烈，而第三種則是比較不容易被察覺。雙重體質會是風型＋火型、火型＋土型、風型＋土型。在這樣的組合上，兩種體質的表現會是等量或幾乎等量。雙重體質是極為常見的，在反思自己的體質時要記得這件事。如果你覺得自己與兩種體質相連結，很可能是你的身心特點是兩者健康的混合，或是身體特徵符合一種，而心理則符合另一種，那你可能就具有兩種體質。在我們的討論中，你總會看到雙重體質被寫成是風火型、火土型、風土型，但在其他資料和內容中，當雙重體質的其中一種的主導性更強時，就會以相反的順序表達。
- **三型體（tridoshic）：**具有三種等量的體質。這是罕見的體質表現，但大多數人剛開始探索時，都會以為自己就是這種類型。這是因為我們將會（也應該）在三種體質中看到自己。但當你探究到更深層的時候，就會顯露出你真正感受到的是只有一種或兩種體質的共鳴。三型體人好比獨角獸，在本書中也將會使用特定文字框來進行討論。

儘管你可能屬於單一體質、雙重體質或三型體類別，你仍舊是獨特的。你天生的體質或自性（prakriti，與代表體質失衡的不和諧〔vikriti〕相反），在母親受孕的那一刻就決定好了，這取決於許多因素，像是父母的健康、母親受孕時是否雙親其中一人正在面對較高程度的身或心的疾病或失衡，那也會進入到你的基因表現中。你成為受精卵和出生的時間、日子、出生地、行星的連線，都會影響到你的體質。雖然你無法將出生時間代入方程式中，像算出星座一樣算出你的體質，但星座與元素相關，因此也會在你身上造成更大的元素表現，最終也會影響到你的體質。定義出你體質的因素，無法被重複或複製，因此現在無人能像你一樣，未來也永遠不會。

在此同時，你必定會遇到和你具有相同體質組成的人，然而，就算你們擁有類似的首要主題，卻會發現兩人在許多方面都不相同。你們兩人的主要體質可能都是火型，而且在本質上都很火熱，但其中一人是骨科醫師，另一人則是企業律師。這兩種是非常不同的專業，但都是需要研究學習的競爭性領域的工作，也都是代表性的火熱特徵。又或許，火元素在其中一人身上是透過傑出的計畫與組織能力展現，而在另一人身上則是強力的領導技能。這裡的啟示是，或許我們走往同一個方向，但都以自己的個人方式進行了微調。

由於我喜愛烹飪，喜歡把每個人想成是特殊美食，而體質則是我們的原料。風型是白飯，火型是蛋白質（假設是豆腐），而土型則是調味料。如果你是單一體質（假設是火型），那就像是吃的餐點主要是蛋白質加上少量的白飯和調味料。如果是雙重體質，像是風火型，那麼餐盤上大多是白飯和豆腐，上面輕撒了一些調味料。如果你是三型體，基本上就是什錦飯了。所以，我們現在就是要來找出你是哪種餐點？

要正確評估出你整體的構成需要花一點時間，最後你可能會覺得最好直接尋求阿育吠陀醫師的協助。話雖如此，你可以相信本章會帶你起步，而後續的每一章則會繼續填補空白。以下是你要牢記在心的小訣竅：

- 在找到最能夠定義你的那一個（或兩個）體質之前，持續投入學習七個體質組成。後續在第49～50頁的自我學習問題及體質測驗會給你方向，在第二部分則會提供動力及確證。
- 因為你是以不同數量的各種體質所組成的，會感到自己和每一種之間都有些許關聯。當你發現該體質的某個方面與自己有關時，請畫重點、圈起來或畫底線，並在空白處做筆記。這樣的追蹤方式可以幫助你製作紀錄，讓你看到自己與每種體質有多少關聯性。
- 我們在找的是模式而非一次性行為，因此細想自己大多時候的人生中是如何，特別是在孩童時期（當時有一些影響會塑造出你的性質）。如果你只根據當下的感覺來建立關聯，就有可能是與你失衡的狀態相關，而不是天生的體質（參考前面第37～38頁來找出這兩種狀態的差異處）。

．不要將自己與他人比較，包括家人。而是想想你自己，以及什麼對自己是最自然、健康和理想的。

．當你評估自己的情緒或心理傾向時，想一想你的首要或典型的反應是（或曾經是）如何。別因為你已經學會如何去管理，就忽略必然的反應或情緒。比方說，如果你曾經是喜怒無常的人，就算離你上次發脾氣已經有好幾年了，這個傾向仍是你的一部分。你能夠辨識出情緒正在沸騰，而且知道如何化解情緒，這是很好的，但關鍵在於你的情緒會沸騰。

．避免專注在自己有什麼不好之處。要盡可能的客觀，留一點餘地給自己。我們很容易將自己的感受當成是負面性質，而實際上，那些性質最可能是在為體質歸類時最具辨識性的因素。要記得，每種陰暗性質都會跟某個能讓你發光的性質相關聯，請確保自己會注意到這一點。

．有時我們看待自己的方式會扭曲，當你受困時，就想想別人會怎麼談論你，特別是那些最認識你的人。如果你對自己感到失望，或是在看待自己的特點（trait）時產生盲點，就可能無法對自己真正的樣子產生最正確的觀點。這會造成我們錯誤地回答測驗的問題，或辨識出一些不屬於真實自我的特徵。

．思考哪種元素和屬性（見第一章）最能與你起共鳴。這些概念沒有那麼複雜，但它們仍能代表體質。利用第24～28頁來喚起你的記憶。

．若需要某些體質特性的快速摘要，可翻到附錄（第252頁之後）參閱包含了身心特徵、光明面與陰影面，以及愛情關係的表格。

在你看完七個體質組合的全貌之前，不妨先來多了解自己一些。下一節會開始帶你細看每種體質。你會在此預覽每個章節的概要，同時透過「自學提示」學到關於自己的一些事情。你要像科學家收集資料一樣，以客觀性來看待這些提示。避免論斷，因為沒有不好或錯的答案。如果你發現自己太具批判性、執著，或是以情緒定義自己時，考慮請愛你的人來介入，或乾脆先放下這個過程，之後再重新開始。

認識體質

這是指認識各種體質的身體特點（trait）、相關的人格，以及最會受到體質折磨的健康狀況。接下來，我們會在普遍情境中談到這些特點，提供一致的架構幫助你建立起每種體質的整體面貌，以及它們最常展現的方式之完整寫照。

自學提示

認識你自己

你可能了解自己的內在與外在天性，但在確定你的體質之前，知道過往經驗和各種身體、心理及行為的傾向與失衡等細節，是很重要的。寫下關於自己的簡短描述，包括身體與非身體的屬性。想一想，你在與陌生人喝杯咖啡，和新的醫師交談，或與摯友討論事情時，會如何形容自己。不要只談眼睛和頭髮的顏色、骨骼結構細節、肌肉質量或張力，以及臉部五官的尺寸。寫下過往和現在的健康失衡處（身體和心理方面的都要寫），以及你在生命進展中所注意到的任何模式。解釋更明確的心理性質，以及任何你能從中學習的情緒事件。當你進行體質測驗時，以這個無所不包的描述做為參考，同時在我們更深度地認識體質時，確認自己也會回頭參考這份描述。

光明面與陰影面

每個人或每種體質除了希望被忽略或隱藏的特徵外，都有其著名的特點。換句話說，每個人都有「光明」與「陰影」的那一面。這些不同面向都是整批包裝的，因為正向光明的力量也會投下陰影成為我們的弱點。例如，你對改變的熱愛會造成對承諾的恐懼症；領導者的能力會反映出控制的傾向；天生冷靜或腳踏實地的能力，也會造成你的進度受阻。所以，就算我們希望某些不受自己歡迎的特點從來都不存在，但我們不可能只具備正向特點而全無負面特點。

我們的動機和恐懼，扳動了光明與陰影之間的開關。當我們產生想要擁有新經驗的動機時，就會展現適應性和對改變開放的力量。當我們受到成果和生產力的推動時，就會在專注力上產生力量。推動我們的動機會引領我們朝向光明。在此同時，我們的恐懼則會受埋伏在體質中的陰影啟動，特別是那些影響了我們日常決定的恐懼。這些恐懼（或稱感知）會造成常態的心神不安，讓你一再調整行為，像是害怕遺漏、沒有價值，或惹怒某人。

動機和恐懼同時也對生命中所有的「為什麼」出了一份力。要是你不知道自己的幹勁從何而來，就連續不斷地問「為什麼」。為什麼你想要去旅行？為什麼準時出現對自己很重要？為什麼別人怎麼想，對你來說很重要？

自學提示

進入你的光明面……與陰影面

列出你所認為的自己首要的三個屬性（例如，熱／冷，乾燥／油膩，移動／停滯。你可以回到第24頁複習所有的屬性。）提出每一種屬性的光明面與陰影面特徵的範例，例如，「移動性在我愛冒險的精神上給了光明，但它造成的陰影讓我無法做出承諾」。你是否可以看出這些特徵上的關係，以及你的力量和掙扎是如何相互餵養的？後續你將會讀到每種體質最常見的力量和弱點，但你能否運用目前所知的內容，預測有關你的部分會怎麼形容你？

溝通方式

溝通是生命中所有領域的關鍵。知道何時要直接、輕鬆或簡潔地陳述，不只可以確認自己的訊息真的送達到對方那裡，更可以讓自己確信，無論是誰在聆聽，訊息都會妥善地傳遞出去。每種體質不僅有較偏好的風格，也有自己偏好的溝通方式，例如書寫、口語或親自溝通。知道關於自己的這項特點，有助於你傳遞訊息，也會幫助你找到與自身體質更強的連結。相同的，每個接受訊息的人都會有自己詮釋訊息的方式（可能並非以你想要的方式），若能了解他們所屬體質的溝通方式，就可以預防這種情形發生。

自學提示

你如何溝通？

你傳遞訊息之方式的主要元素是什麼？簡短或冗長，詳細或概略，直接或間接，坦白或粉飾太平？你喜歡如何接收溝通？想想那個讓你覺得很好溝通的對象。是哪三件事讓你與他們的互動毫不費力？

壓力反應

練習阿育吠陀並不會將你從壓力中釋放，但會幫助你辨識及詮釋壓力源，讓自己更能意識到並掌控對壓力的反應。在壓力之下，我們的神經系統會受到刺激，特別是自律神經系統的交感神經分枝。這就是已知的「僵住、戰鬥或逃跑」反應，是所有動物在感受到危險時，就可以觀察到的心理功能的展現，例如，負子鼠會僵住不動或裝死，獅子會戰鬥，而鳥則會飛走。

儘管我們的壓力源通常不會是遇到獵食者，但當我們面臨危險時，「僵住／戰鬥／逃跑」的生物學也是以同樣的方式觸發。對我們來說，這比較像是當作這件事不存在似的迴避壓力（僵住），面對問題並採取行動（戰鬥），或是尋求逃避（逃跑）。我的老師賴德醫師曾使用三種體質（風型、火型、土型）對壓力的反應方式為例，做了清楚的說明。他說，如果這三種體質的人在房間裡發現角落有蛇，風型人會尖叫著跑走（逃跑），火型人會殺了蛇（戰鬥），土型人則會靜止不動（僵住）。

自學提示

僵住、戰鬥，或逃跑？

假設你目擊了一場車禍，會扮演何種角色來協助？比方說，你會驚慌並離開現場（逃跑），還是會請別人打電話報警，同時跑上前查看傷者（戰鬥），抑或是停住腳步，觀看他人怎麼做（僵住）？

體質測驗

以下的測驗是用來當作出發點，看看你的體質可能是哪一種。雖然這種測驗可能會讓人感覺受限及太過籠統，但仍提供了適當的洞察，也是很好的開始。不管測驗的結果為何，重要的是去讀每種體質的組合，來看看哪一種最符合自己。

在每個類別中，圈出與你最相關的描述（例如你先前對自學提示的回答）。以你這一生慣常出現的狀況，盡可能客觀且誠實地回答。最後將每一欄答案的得分加總起來。總分最高的就是你的整體體質（例如，風型3分，火型11分，土型1分，就代表你是火型體質）。如果有兩種體質的總分相同或只差一、兩分，那麼就是雙重體質（例如，風型7分，火型6分，土型2分，就代表你是風火型）。如果三個總分皆為5分，那就是三型體。

隨著本章的自我學習與測驗結果，你應該會找到自己的體質，或是在兩種體質之間猶豫不決。如果你屬於後者，很有可能兩種體質緊密相連，像是要決定出你是火型或風火型，又或者是土型或風土型。不管你是哪一種，你就是現在的樣子。你身處在一個合適的地方，還有很多事等著你去做。

	風型	火型	土型
骨架與身材	小，瘦，窄。	適中且勻稱。	身材強壯，骨骼粗大。
體重	瘦或體重不足，很難增胖，但很易減重。	平均且穩定的體重，始終如一，不會過瘦。也不會過度矮胖。	略微過重，較矮胖，很容易增胖，不易減重。
體溫	冷，手腳皆冷。	溫暖到熱，很少覺得冷。	暖或涼，皮膚濕冷。
眼睛	細長，眼神游移。	一般尺寸，專注熱烈。	大，清澈，關懷。
皮膚	薄，粗糙，乾燥。	敏感，混合性（油膩及／或乾燥）	厚，平滑，乾淨。
睡眠	淺眠者，時數較少。	一般睡眠者，時數一般。	深沉睡眠者，喜好長時間睡眠。
食慾	食慾多變，較常吃零食，有時會忘了進食。	食慾旺盛，飢餓時易怒。	低到中度食慾，喜歡吃，但滿足於較少的用餐。
精力與耐力	精力爆發迅速，但也消耗快速。	精力與耐力屬一般，不會太快也不會太慢，但可催促。	緩慢穩定，耐力高，但不喜歡被催促。
頭腦	頭腦具創造性而活躍，喜歡改變	專注，鍥而不捨，以目標和細節為導向。	頭腦沉著穩定。
心情與情緒	容易激動，大膽，自發，精力充沛，害怕，擔憂，焦慮，緊張。	熱情，有動力，激烈，果決，批判，易怒，沮喪，論斷，憤怒。	寧靜，滿足，安心，憐憫，冷漠，消沉，悲傷，不關心。
壓力反應	逃脫或逃走（逃跑）	走向壓力，面對問題（戰鬥）	退縮和靜止（僵住）
學習與記憶	學習快速，短期記憶最佳，遺忘迅速。	一般學習者，頭腦敏銳，記憶力一般。	學習緩慢，長期記憶極佳。
工作風格	短期爆發力極佳，在計畫初期表現傑出。	極為專注，中度耐力，以成果為導向。	不是做事主動的人，但對任務具長久堅持的耐力。
關係風格	有許多點頭之交，容易結交朋友。	擁有一般數量的朋友及點頭之交，多數的關係都跟工作相關。	喜歡只有少數親密的朋友，維持一生的友誼。
愛的語言	言詞	禮物	肉體的感情
總分			

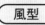

◆如果我弄錯自己的體質怎麼辦？◆

我有信心你會在看完本書後確認你的體質，但你仍舊需要考慮到萬一弄錯了或是不確定的情況。這通常會發生在你發展出自我覺知的開始階段，當不平衡影響了你的自我覺知，或者這些用來確定體質的測驗問題，問了你從未想過的事，導致你必須先對自己做一些研究，才有辦法正確回答。

我能給的最好忠告是，在去找一位阿育吠陀醫師之外，你可以測試自己的體質。你可以很簡單地以各種體質會與世界互動的方式來互動，看看你感覺起來是否真實。你也可以選擇生命中的三個領域進行研究和記錄，像是你如何回應壓力、是什麼促使你做出決定，或是生命中哪些東西對你來說是必要的，會讓你感到完整和快樂。最後，當你選擇根據體質做出改變時，必須小幅度的漸進式改變。無論你認知的體質是正確或錯誤的，這一點都很重要，如此你才不會給自己的改變添加不必要的壓力，也才能清楚知道什麼樣的調整產生了效果。如果你做出小小的改變，卻好像違反常理且變得不平衡，這種情況比較容易注意到，而且你可以完全不造成傷害地將事情回復到原來的樣子。如果你依然對自己的體質感到不確定，可以回到第24～28頁中所談到的元素及其描述。這些都是體質的組件，當你強烈感到自己跟某個元素或性質相連結時，就可以參照與之相連的體質。

Part 2

七種體質組合

第3章 風型

VATA

風型＝空＋風

創造者、身兼數職者、變形者、個人主義者、藝術家

（見第252～253頁風型特徵概述表格）

·認識風型人

蘇西在最後一分鐘匆忙地跑進瑜伽課的教室。她丟下包包，攤開瑜伽墊，但就在她準備好就定位前，看見一位朋友走進教室，便跳起來跟她寒暄。她們在簡短的對話中飛快地談論著最近的旅行、週末活動和街坊裡新開的餐廳，直到瑜伽老師示意她們，課程已經開始了。蘇西一整堂課都心不在焉，每當老師讓學生停在低弓箭步式時，她就會查看智慧手錶上的訊息，而在課程最後的靜坐冥想時間，她也無法靜靜地坐著，總是不停地擺弄她的衣服、瑜伽墊和頭髮。由於她無法靜下心來，便決定捲起瑜伽墊提早離開，不過當她急急忙忙地趕著進行下一件事時，卻忘了拿她的瑜伽墊。

蘇西是個風型人，是空與風元素的具體展現。風型人活潑奔放，無憂無慮又漫不經心，充滿了喜悅、創意、興奮且具冒險精神。他們的風格與人格往往古怪，總是喜愛使自己獨特的性質。雖然他們並不害怕身為個體或鶴立雞群，但放眼之處都是他們的朋友。愛閒聊的天性和願意與遇到的任何人打開話匣子，代表他們到任何地方都會結交到新的朋友。

因為風型人是由唯一一個移動的元素「風」所形成的，這些人熱愛活躍。不管是計畫旅行、自發性的逃離，或只是坐立不安的誘惑，「需要動」這件事嵌入在他們的基因中。這個移動性也可以透過改變和新經驗的吸引來表現。風型人充滿想法，喜歡展開新計畫，總是在找尋新的方法讓生命具創造性和新鮮，行動範圍從換工作到重新布置客廳都有。

這個移動性讓風型人很討厭時程安排、常規或其他任何讓他們感到單調或受限的事。由於他們受到變動和不規則性所吸引，因此在身體和精神方面的爆發性或間歇性上能發揮最好的作用。談到身體時，通常會發現風型人具有較小的體重、身高、骨架或身材，不過有時我們會看到極端的例子，像是很高或很嬌小。他們的臉部五官也是比較小或更纖細，像是薄唇或小眼睛。頭髮多半是鬈曲、糾結或毛燥；皮膚則自然地偏乾。

當他們沉溺於餵養自己過多的行動、創意和自由時，就會開始感到不適。在心思和情緒上，我們可以看到風型人經常有恐懼、憂慮、焦慮以及無法專注的情況。這會導致不安全感，並且會影響他們的人際關係、工作，以及與他人連結的能力。

由於他們偏好改變和新事物，對任何一種承諾都很難堅持到底。他們展開了許多事，卻無法培育或完成更多。雖然風型人有很多朋友，卻很少有深遠而親密的關係，而且這些關係通常稍縱即逝，因此就算有很多人圍繞在身旁，他仍會感到寂寞。他們的身體受到乾燥、冷、粗糙、堅硬、輕盈和移動等屬性的狀況所影響。這些弱點導致失衡的狀態，包括了乾燥的皮膚、乾燥的頭髮、退化性關節炎、脹氣、便祕、失眠，以及下午還沒過完就沒體力了。

●光明面與陰影面

空與風可被解讀為思考敏捷、心胸開闊、適應性強，以及對改變開放的力量。但最著名的是風型人具有創意，即使這是個需要花點時間才能發現的特徵。不過，這並不代表如果你不是藝術家，風型就不在你的組成之中，因為風型（和創意）有許多種表現方式。同樣的，就算你在創意領域蓬勃發展，也不能確定你就是風型體質。與其他體質相較起來，許多可被視為風型的創意形式，是在於來龍去脈、方法，以及在論及核心價值時何者的優先性有多高等等。

舉例來說，藝術家可能會以純粹展現思維的方式來創作。除非他們被交付了特定的工作，否則其產品會是型態更加自由的創意結果，是一種風型般突出的創意出口。在此同時，建築師也具有創意，但設計結構需要伴隨額外的計算工作。他們工作的內含元素，需要去符合特定的條件或處於某些界限中，好讓建築物可以被建造，而這項任務更加吸引，也更適合火型體質（見第四章）。儘管藝術家和建築師都是透過設計餵養靈魂，藝術家可能更感到創意是他們的核心或是單一屬性，而建築師則感到創意是與其他項目合併，或是做為生產力及建造物的副手。

體質的力量會受到困境的約束，當風型人過度沉溺在變化中，或將能力濫用於憑空想像出新構想和開啟新計畫時，就會陷入掙扎。風型人會受到更新和興奮所驅動。他們會受到感覺新鮮的事所吸引，而不是感覺熟悉的事，就算熟悉感提供了他們需要用以面對恐懼的安全感。但這會拔除他們的根基，限制了他們保持鎮定與錨定的能力，而這兩件事對他們來說，由於其構成中欠缺土元素，本來就很難做到了。他們很容易對工作和關係失去興趣，特別是如果這兩者一再重複且無刺激性（無可期待之事，會讓他們感覺受困和焦慮）。但若他們追隨自己的一時衝動，朝向活潑而新穎的事物，最終就可能變得膚淺。若是他們包含更多相反的性質，像是深度與常規，能幫助他們保持腳踏實地。

讓風型人更平衡的思考題

寫下你曾感到最安定和最有安全感的時候。那時你在哪裡？在做什麼？誰在旁邊？感覺如何？思考有什麼方法可以在你感到被連根拔起或不確定時，讓你把那個時候的某些元素加入到你的經驗中。

溝通方式

風型人輕快、明亮、移動和廣泛的性質，不只出現在溝通與互動中，而是溝通的基礎，使得這些性質格外明顯。分散而活躍的風型人，需要身體和心思的行動力，這在他們的交談中可以清楚觀察到。他們說話時手勢很多，很難保持眼神的接觸，容易從現有的主題中偏離。提出問題是他們的專長，但他們的思緒移動得如此迅速，以至於在獲得答案之前，就會問下一個問題。他們說話的速度也很快（活躍思緒的表現），因此可以單就說話速度來辨識出風型人。

這些特點不只反映在口語溝通上，也適用於書寫溝通。他們快速且活躍的思緒，會造成省略重要細節或包含不完整的思考，讓收受者必須去解讀訊息。所以，即便風型人在說故事和閒聊上很成功，但在試圖利用書寫轉達細節或指令時就會顯得不足。

以接收方面來說，在任何一種溝通中，風型人都很容易錯失部分或全部的訊息。遇到越長的談話、文字或電子郵件，這種情況就越明顯。風型人的注意力短暫且極易分心，因為他們欠缺讓事物停留的水和土元素。有時他們的長期記憶也不強，因為想法會飄走。

在與阿育吠陀療程的案主合作時，我發現去理解不同體質者的溝通風格極有幫助，而這一點特別適用在風型人身上。對我來說，我很容易被風型人的輕快活潑給迷住，造成我接受他們離題的談話，並且在我的座位上看著他們坐立不安而跟著擺動。在我意識到他們分散注意力的傾向，以及自己鏡射了他們的行為之前，要完成完整的病史、發展全面的治療計畫，以及對交換及了解所有適當的資訊感到有自信，是很困難的。

現在，只要我知道要與風型人展開療程時，都會特別注意要坐正，緩慢呼吸，保持眼神接觸，感到自己的雙腳與地面連結。這對我和案主都有好處，因為只要我腳踏實地，就可以進行更良好的約診，並開創出一個幫助他們保持平靜狀態的環境。

⚡·壓力反應

我的一位老師曾說過：「如果你掉了東西或是發出大聲響，就會知道房間裡的哪些人是風型，因為他們會嚇得跳起來。」所以毫不意外的，風型人會模仿鳥這種輕快的生物，在遭遇壓力時拔腿就跑。壓力讓他們緊張不安，造成常態性的驚慌、憂慮和恐懼。他們變得狂亂和過度活躍，回應是反射性的，往往剝奪了他們需要用以適度評估情況和鎮靜地想出計畫的時間。當他們感到有壓力狀況發生時，直覺反應是逃跑，像是離開房間、離職、結束一段關係，或不告而別一陣子。如果他們不是實際上離開現場，就會在精神上脫離，像是選擇避免狀況而不是去處理、討論或做出任何會提醒他們去注意這個問題的事。

風型人原本的行動就很快，而在受到壓力時，他們的世界會加速，讓專心、聚焦，或是記得鑰匙放在哪裡等簡單的事情，都變得很難做到。這會讓他們的壓力惡化，就如同在行動中同質相互增強一樣。他們就像小鋼珠一般，從充滿壓力的事件（約會快遲到了），彈跳到他們的壓力反應（無法保持理智或專注），再進入到另一個充滿壓力的情況（錯過下高速公路的交流道）。這意味著雖然他們企圖逃跑，壓力卻會尾隨他們，直到他們能停下這個循環並將之釋放，像是透過身體的行動或運動，或是學會如何緩和及穩定他們的呼吸、心跳和思緒。

除了會讓任何人都非常焦慮的重大事件（像是失去工作或家中成員過世）之外，風型人最大的壓力源之一，是感到受約束、受限或限制。風型人需要空間和活動來感受他們的天性；要是欠缺這些要素，就會感到受阻礙。當他們受困於時間表的限制，或是被困在停機坪上的飛機裡，必須靜靜地坐著或等候（還有在超市裡排隊、在求助熱線上等待、等候夢想實現），或是被要求上色時不要塗出線外（實際上和比喻上都是），都會有相同的內心反應。這些例子都會讓他們感到好像穿上了約束衣（straitjacket），而這種被拘禁的感覺在他們的想像中是最會誘發壓力的事物之一。因此，活動對面臨壓力的風型人來說通常是最佳的因應機制，也就是以運動來活動身體，以創意來活動頭腦，去旅行，或是待在一個可以自在活動的開放空間裡。

風型人的心聲

* 我真的很害怕錯失機會。
* 我歡迎改變。
* 我喜歡開啟新事物，但不太善於完成。

＊我很容易分心，很難停留在一項工作上。
＊我很難保持身體的靜止和讓心思安靜下來。
＊我重視做事的經驗，不太在乎我的表現或結果。
＊我很難堅持例行公事或跟著時間表進行。
＊我寧可做事快一點和早點完成。
＊創意是我生命中重要的一部分。
＊我很難做決定。

第4章 火型

PITTA

火型＝火＋水

完美主義者、挑戰者、遠見卓識者、成就者、領導者

（見第254～255頁火型特徵概述表格）

認識火型人

管理顧問公司執行長瑞秋打開她的電子郵件後，沮喪地嘆了口氣。員工在下班前應該要交給她的簡報，尚未出現在收件匣中。她得要自己製作，但這也不是最差的結果，反正她總是需要修改員工所做的簡報。她在自己的行程表上加註，要在那天晚上孩子的小提琴和網球課後做簡報，因為明天她已經安排過多的行程，要進行鐵人三項訓練、與地產經紀人碰面，還要去看看她下一個創業冒險的建築物。

瑞秋是個火型人，主要由火與水元素構成。旺盛的火型人有目標，也有足夠的專注、自信和決斷力來完成這些目標，若非提早就是準時完成。火型人渴求著生命和食物。火元素會增強熱情和刺激消化，因此這些人喜歡知道自己的下一個大計畫是什麼，以及什麼時候吃下一餐。「保持生產性」餵養著火型人的靈魂，他們對維持滿滿的行程和精準的常規感興趣。

由於火型人天生具有領導才能，在負起責任時會採取主動，而且總是在尋找組織、計畫和管理的機會。他們可能會被認為是熱情或完美主義者，因為這個體質在乎細節、結果和目標。完成待辦事項，是最讓他們感到滿足的行動，但他們的待辦事項一直在增加。火型人每完成一項工作，就會再加入一項（或兩項）。火型人不是最快速或最慢的學習者，具有一般的長期和短期記憶力，在許多事情上採中庸之道。但你千萬別對這個體質的人貼上普通的標籤，因為他們是所有體質中最具自發性、最發奮和最敏銳的。

火型人的體型中等。他們的骨骼結構、體重、身高、肌肉量和臉部五官，都不會太大或太小，而是介於其中。這個體質敏銳火熱的特性，出現在他們輪廓分明的顴骨、明確的下巴線和明亮的眼睛。許多火型人的髮質細緻或稀疏，往往會早禿或轉白（據說頭腦裡太多的火會燒灼頭髮，將之轉成灰燼！）。

當火型人的光照耀得太過明亮時，就會顯露出他們的陰影面，或是更像焚毀而不是陰影。他們會耽溺於行動和結果；成就、目標、指導和組織所有的事物會帶給他們快感。當暴衝超過他們的界限時，健康的火型人會化身成噴火龍，變得易怒、控制、嚴格、批判、過度專注和過度工作。這是火型人渴求的燃燒，但也會導致過勞和自斷退路，因為他人很難跟熱愛成功與工作的人保持關係，而火型人的驅動力令人生畏和疏遠。

這個心理的發炎效應也會表現在身體上，因為火型人多半有著強大的精神力，造成他們強迫事情發生或更用力地推動。於此同時，他們身體的敏感性無法趕上心智。當火焰太過強烈時，就會產生潰瘍、腹瀉、生殖荷爾蒙失調、青春痘、高血壓和發炎的症狀。這個體質會發生所有與敏感性或發炎相關的狀況。

◆火與水的共同作用◆

火型人的火與水元素似乎截然不同，因為我們總是使用水來撲滅火，但水實際上可以加強或傳播火的熱。用這個方式想一想：你吃了一口辛辣的餐點，然後喝了一大口水，結果只會發現嘴巴裡感覺更辣，因為水讓辣味散開了。或想一想天氣：熱氣和濕度加在一起時，會比乾熱更令人煩悶。火與水的元素在火型體質中，同樣以相輔相成的方式在作用。儘管如此，我們最常將火型人與火連結起來，而水是定義火型人的相關元素（水的重量保持火型人的錨定及給予外形，而水的力量為火型人添加決斷力和意志力），而火則是與火型人的身體、情緒和心智屬性最相關。

光明面與陰影面

火型人的許多長處反映出現代西方社會所推崇的特質。我們的文化推動人們去做並成就更多，而這正是火型人擅長的範圍。他們具有膽量、熱情和韌性，也願意投入時間和努力來完成目標。火元素負責每個人才智的敏銳度，由於火在火型人身上的數量最大，因此火型人在學術界、商界或科技業（或是任何當時受到最多注意和新聞報導的領域）出類拔萃。

火型人是傑出的領導者，而且具有很強的組織和計畫能力。你不相信？那就找個火型人一起去度假吧。他們會讀遍目的地的每本旅遊指南，完成所有的預約，印出每日的行程表，然後把任何你所想像可能需要的東西，打包在他們的隨身行李中。（這就是他們覺得「好玩」的地方，但他們的旅遊夥伴不見得認同。）

我們的文化在火型人的長處上加諸很高的價值，因此很難記得在這麼多的強項下有其弱點。在火型人對於領導、成功和負責的努力下，他們很容易落入控制和過度專注在結果上，忽略了身後留下的破壞路徑。他們不只將目標附加在工作上，還加諸在飲食、運動和生活方式上，而未保留任何玩樂的空間（他們認為玩樂是一種獎勵，而非必需品）。火延伸到生命的所有區域，真實反映出水和火的組合會造成熱的擴散。由於火型人非常自私，他們不會意識到自己變得易怒、批判或是評斷到會傷害他人感覺的地步。

對每個人來說，去看自己的陰影面都是很困難的，但對火型人來說或許是最棘手的。由於他們盡力做到最好和最多，對他們來說，感到（或顯得）軟弱或承認失敗，會是極度痛苦的事。驕傲的火型人不想讓其他人看到自己處在脆弱的狀態。因此，對那些第一次揭露自己陰影面的火型人，要記得，很多成長只有在你無法施展超能力並展現出脆弱面的時候，才會發生。改變觀點可以讓探索自己的陰影面像個計畫一樣——一種健康的火型人計畫。

要火型人集結熱忱來完成事情，向來不是問題，這說明了他們動機的源頭。他們受到挑戰、知識和成就所驅動。在他們面前搖晃眾所周知的「紅蘿蔔」，他們就會找到方法抓住紅蘿蔔，並將之展示在壁爐架上讓所有人看到。他們的事業通常是其生命的中心，但對成果的動力則展現在所有地方，他們甚至喜歡在休息時間學習（例如觀看紀錄片或閱讀非小說類書籍）。在他們的人際關係中也會找到蛛絲馬跡，因為他們會小心地選擇可以幫助自己成為更好的人的朋友圈，像是具備鮮為人知的技巧、受過不同科目的教育，或具備獨特經驗的人。

儘管火型人對自己生命中的某個方面十分突出感到安心（需要這樣才感到完整），但他們畏懼轉移、失敗，以及漫無目的地出現在世界上。他們的生命決策為了這個理由而將自己放在成長的路徑上，但欠缺適度的休息或制衡，讓這條道路只會導向過勞。

我有一次跟一位火型朋友到百貨公司。我需要買一些必需品，而他則是特別要去找吸塵器和幾個枕頭。我了解這兩樣物品都需要更多的時間思考，因為吸塵器的單價較高，而睡在填充不佳的枕頭上會造成頸部疼痛或頭痛，不過，他所設定的條件及表現出的盡責調查，展現了火型人的本性。他從頭到尾檢視了每一部吸塵器，留意任何容易毀損或完全沒必要的特色（如果不是真正具功能性，為何要有這個功能？），每顆枕頭都受到測試，他會將還在包裝裡的枕頭放在走道的地板上。在我的記憶中，最後他並未購買吸塵器或枕頭，因為沒有一樣商品通過他的測試。火型人設下高標準和尋求完美的性質，會是助力也是阻礙，就算是一趟簡單的購物行程也一樣。

讓火型人更平衡的思考題

想一想你典型的一週生活。你有多少比例的時間是花在目標或結果導向的事物上，多少比例的時間是用在玩樂或是不具「生產力」的活動上？如果比例嚴重傾向目標和生產力，你是否會放開某些工作，或納入更多好玩或不在乎結果的活動？

溝通方式

「要點項目」是總結火型人溝通風格的詞彙。他們喜歡清楚簡潔。他們的工作對話和書寫溝通，提供了足夠的細節並確保沒有遺漏的問題，但又不至於多到有模糊訊息目的的風險。在電子郵件中，他們經常會將優先行動事項或主題，利用畫重點、粗體字、斜體字或使用要點項目，來引起注意。

「指示」和「確信」不僅是火型人與他人溝通的唯一方式，也是與他們溝通的最好方式。不足的內容會被火型人視為軟弱無力或發展不足，而他們沒有時間做這樣的討論。火型的經理人會要求職員只能在有行動計畫之後再通知他們，而不是讓他們參與腦力激盪的會議。這個火熱體質的溝通風格，會被理解成是麻木不仁或嚴厲，但這完全不是他們的本意。當這種互動出現在火型人和其他體質的人之間時，重要的是要記得火型人比表面上的情感要更具權衡性，他們的態度是看到問題並解決問題，而不是讓你對問題感覺良好。因此，你很容易誤將他們的熱情當作是其他更令人厭惡的情感，但在其背後的是，他們想要讓在乎的事業產生最大影響的渴望。

⚡·壓力反應

像所有的火一樣，火型人通常會很熱情，所以當充滿壓力的狀況產生時，他們會穿上裝備以投入火焰中。戰鬥模式是他們對壓力的回應，他們喜歡直接面對問題，擁有像榮譽徽章般的對抗性。壓力就像是一個挑戰，對他們來說是處在舒適圈中。壓力對他們火上加油，帶給他們力量。有時他們會（有意識或下意識地）尋求生活在壓力增強的狀態下，因為他們會為此感到興奮。

不過，就連火型人有時也會深陷不受歡迎的壓力中，特別是當情況不受控制，他們處於雜亂、計畫不全或欠缺邏輯的狀況下。他們對事情該如何運作的意見很強烈，並相信自己（且只有他們自己）可以完成工作，因此當他們必須交出控制權，或是服從那些與他們敏銳邏輯不一致的策略時，就會變得焦躁不安。隸屬於能力較差的上司、滿足客戶無理的要求，或是為不熟悉該領域事務的客戶工作，或在路上被超車，都會讓火型人爆發。

火型人在壓力下表現良好，但最好避免讓他們感到自己像是個壓力鍋一樣，因為在壓力累積時，他們內在的熱會增加。如果沒有適當的方法來管理壓力或釋放怒氣時，火型人會變得脾氣暴躁、憤怒、自我批判和過勞。將壓力內化對誰都不好，但由於火型人尖銳的特性，他們需要格外小心，因為當他們感到壓力時，每個在火線上的人都會受到影響。他們越克制壓力，就越無可避免地會讓他們將壓力投射在他人身上（而生氣的火型人是很可怕的！）。

說話或行動前做十次深呼吸，對過於緊張的火型人是最好的忠告。他們需要注意保持少量而健康的辯論，意識到自己傾向把挫敗感發洩在他人身上。當這些都失效時，使用伸展來釋放緊繃（特別是那些用來防禦或保護自己的肌肉，像是二頭肌、胸肌、髖部的屈肌和腹部肌肉），或利用讓自己流汗的動作（在廚房的舞蹈派對應該就夠了）來宣洩，可能就是讓他們心思降溫的最直接方式。

火型人的心聲

＊我總是盡我所能，也期望別人如此。要我做事低於標準是很困難的。

＊我相當具有自主性，而且寧可領導或掌控。

＊挑戰會點燃我。給我一個挑戰，我就會讓你看到我是由什麼構成的。

＊我歡迎健康的辯論。我不怕衝突，而且會盡力說服他人以我的方式看待事情。

＊我值得信賴，而人們往往把我當作是負責任的人。

＊我自我激勵並遵守紀律，特別是在我為真正想要的事努力的時候。

＊人們誤將我的熱情視為令人生畏或外表刻薄。

＊我一天或一週內所做的事，所有或大多數都是根據目標或生產力。

＊我對自己最嚴苛，也對他人吹毛求疵。

＊我偏好競爭，而我特別會跟自己競爭。

第5章 土型

KAPHA

土型＝水＋土

調解者、忠誠者、愛好者、安慰者、培育者、給予者

（見第256～257頁土型特徵概述表格）

·認識土型人

凱西從桌子上抬起頭，看見一張熟悉的臉孔並露出歡迎的微笑。她在一家出版社櫃檯服務了二十三年，知道每個走進門的人的名字。認得這些人對她來說並不困難，因為她喜歡跟人們聊天，而且有著大象般的記憶力。再加上她相信在打招呼時叫出對方的名字，會讓這個人一整天都好過，而看到他人開心也讓她覺得很棒。凱西在回頭工作前瞥了一眼時鐘，注意到已經是午餐時間了。原本在中午前需要回幾通電話，但她不想錯過午休時間，更別提那塊她帶來當甜點的起司蛋糕。她離開桌子，拿出午餐，坐到角落那張她最喜歡的舒服椅子上。

凱西是個模範土型人。這個體質飽含水與土柔軟沉重的屬性。土型人以散發出平靜聞名，只要在他們身邊就會感覺到一波波的寧靜沖刷你。他們的眼神帶著關懷，語氣甜美，會為你說的所有笑話而笑。土元素特別會出現在他們腳踏實地的天性中以及維持平穩的能力上，但也貢獻在他們緩慢的名聲裡，剛好他們也擅長持久而不是劇烈短暫的工作。

土型人喜歡按照自己的步調在自己的空間中行事；但如果你是土型人的家庭成員、朋友，或土型人對你情有獨鍾，那麼他就會想盡辦法只為了讓你開心。注意：你會在第八章學到，風土型人也有這種傾向。但對於風土型人來說，你永遠是他們的主要焦點，他們可以為了支持你而忍受困苦。但對土型人來說，如果會破壞他們的安逸或平靜，就不會為你做到這麼多。

土型人忠誠且使命必達，而這些性質也顯露在他們的人際關係中，因為他們會一生都保持聯繫。土型人是調解者，厭惡衝突、改變和不舒服，是周遭人生命中穩定而使人寬心的力量。

土元素給了土型人較大的骨骼結構、強壯的身材、大眼睛、飽滿的嘴唇、乾淨煥發的皮膚，以及濃密帶光澤的頭髮。在所有體質中免疫力最強的土型人，不會請太多病假。當他們感覺不適、沉重、油膩或靜止狀態時，會使他們消沉。消化不良、無精打采、體重增加、過多睡眠和充血，是他們常見的病痛。若他們忽視細微的失衡，且長期屈服於欲望之下（往往是甜食），放棄運動或不好好照顧自己，就會變得容易罹患因此表現出來的疾病，像是糖尿病、高膽固醇、浮腫和肥胖症。

當談到思考、行為和情感時，那些讓土型人保持腳踏實地的元素，都會造成他們的停滯和依戀。水和土都很重，而當它們混在一起時，就產生黏性，導致土型人動彈不得。土型人厭惡改變，因此習慣維持常規、工作和關係，就算到了雙方不再合適且該是向前行的時候。換句話說，失衡的土型人會陷入困境。

並非所有的土型人都具有同理心，但他們必須意識到自己可能吸收他人的情緒或是付出太多。當照顧身邊人的愛好成為優先事項，超越了對自己的照顧時，土型人的關懷心和忠誠最後都會被占便宜，讓他們感到自己不是支援系統，而是像門口的擦鞋墊般被糟蹋了。這種沉重精神能量的累積，會讓他們憂鬱和失去活力，易於沮喪和悲傷。

我所認識為數不多的土型人之一，是我最要好也是最高的朋友。就像土型人那樣，他走路緩慢，說話也緩慢（有一次我看到他快步走過街道時，忍不住擔心他是否出了什麼事）。他忠於朋友和家庭，多年來有過多次晉升的機會，但在我認識他的十五年間，他一直是為同一家公司工作。除了這些土質的特點外，他最喜歡的消遣之一是閱讀，而對我們來說，這既是相同點也是相反處。我的構成中有著較多的風和火，因此當我對一本書失去興趣時，當下就會放下，不再回頭讀。不過，我這位土型朋友有一次花了數個月的時間讀一本書，他承認自己不喜歡它，但覺得需要看完才行。這種忍耐和忠誠度，就算對一本書，也都只有土型人才會具備。

光明面與陰影面

沒有任何一種體質比另一種體質更重要，不過土型人的水與土屬性，會為過度忙碌和受到過度刺激的世界，帶來最多的平衡和緩解。當環境混亂時，他們鎮靜和穩定的能力是一道明亮的光。當其他人迅速放手時，他們的韌性和耐性能夠堅持完成工作。他們的忠誠與愛心令人敬佩。只要知道能讓你覺得好過一點，他們隨時都願意聆聽、煮湯給你喝，或只是陪你坐著。

在我剛開始學習體質時，學到土型人帶著祖母充滿愛和培育的屬性。這一點很容易理解，因為我回憶起祖母以她的方式努力教養我和其他孫子時的小細節。我的祖父母住在愛荷華州農村山坡上，一棟有著長長車道的房子裡。只要祖母一看到我們的車子開上車道，就會開始在碗中裝滿糖果和零嘴。每當進屋時看到桌上長長一排裝滿美食的木碗，總會讓我感到被愛和受到照顧。但你不必是一位祖母才能是土型人，這種祖母般的特徵深植在每個土型人之內。

很難想像這樣的人會為任何事所苦，尤其是他們能夠在忙於自己的職責時，仍毫不動搖地照顧他人，但土型人也是人類，也會有自己的陰影面。他們的奉獻會變成無法走開，知足會變成自滿，而忠誠則會轉化成無法放手。雪上加霜的是，他們很難靠自己獲得改變的動力。若沒有他人來幫忙，就會很難擺脫常規，甚至無法向前進。

所有體質組合的人都有自己的因應機制，能幫助自己感到安逸；但土型人更進一步，讓舒適和安逸成為生命中的驅動要素。這並不是在暗示說，土型人不努力工作，或是他們欠缺熱忱和決斷力。不過，當你看出他們行動背後的動機時，就會知道，最終的放鬆和享受工作的成果，是他們所認為的獎賞。這也就是他們為什麼避免改變，常常需要被騙去做運動，以及為何寧可待在家裡也不願意當交際花。這些讓他們感覺不舒服的事，超過了獎賞。

儘管恐懼不是土型人的常見情緒，他們也跟每個人一樣有自己的憂慮。實際上，他們的恐懼幾乎就是其驅動力的反面：害怕失去舒適，犧牲了讓其感到滿足的事物，或是必須與未知共存。說白一點，他們害怕失去讓自己腳踏實地和無憂的土元素，也害怕擁有會讓自己感到被連根拔起的過多空間。

讓土型人更平衡的思考題

想一想你在成年後進行的每日例行公事的組成內容。它們是否仍對你有用並支持你現今的需求，還是只是成了習慣，反映出你對改變的厭惡？有什麼小修正是你可以做到且不會感到太過混亂，還能跟你現在的人生更加一致？

溝通方式

在與土型人溝通時，要記得兩個主要關鍵：他們的步調很緩慢，聆聽能力很強。在口語溝通上，被詮釋為言語音調柔和且帶著穩定的韻律。這聽起來帶著撫慰，就像是搖籃曲或一位有技巧的冥想老師；但如果太慢且單調，就會讓人感到遲鈍乏味。

雖然跟土型人的交談感覺起來好像又臭又長，尤其是聽者是風型人或火型人的話；但可以肯定的是，土型人的話語是真實且經過深思熟慮的。在書寫溝通上也是一樣。他們會花很長的時間撰寫一封信、文字或電子郵件，一旦他們寫了，其內容都是非常周密且經過認真推敲。

由於柔軟的天性，他們會敞開胸懷分享（但不像風型人那般饒舌），但當他們聆聽時，才會最顯露出愛心。不僅只是富同情心的耳朵在聆聽，還會持續帶著目光的接觸和真誠的關注。

・壓力反應

土型人在正常生活中沉重而靜止，因此遇到充滿壓力的情況時，自然就會變得僵住不動。他們會評估壓力帶來的不適，如果修正需要花費太多的努力和麻煩，他們就會與壓力共處，希望壓力會過去。只要有人提供，他們會接受幫助；由於他們善良又有愛心，害怕會給他人帶來不便，因此不喜歡主動尋求幫助。所有的壓力會累積，造成他們變得無精打采、沮喪消沉。

很難相信悠閒樸實的土型人會受到壓力的影響，雖然土型人比其他體質的人都還能忍受壓力，他們當然不會無動於衷。不過，要惹毛土型人，的確需要一點不同的事。他們對壓力的一貫反應是不舒服或心神不安，而且這些壓力通常是關於改變或外在壓迫。他們喜歡以自己的步調做事，在開始新的事物時通常起步緩慢，不像風型人那樣急於投入新事物；喜歡事情是簡單、可預料和沒有任何衝突。

他們能夠少量忍受被催促工作快一點，以及在舒適圈外工作，但這不代表他們沒有意識到或感受到壓力。他們更可能是將壓力內化而不是顯現出來；這樣的內化會造成壓力的累積，並以增重、血糖升高或高膽固醇表現在他們的身體上。土型人不會主動處理壓力源，他們被動地希望壓力會自行解決。

由於靜止和退縮是土型人對壓力的反射性反應，他們需要受到幫助以促使他們參與社交、運動和為生命添加活力。這些令人開心的活動對他們很好，但他們會需要先小睡一段時間。

土型人的心聲

*我比大多數人更重視也更需要獨處及安靜的時間。

*我會不惜任何代價以避免衝突。

*我抗拒改變，而且享受自己慣常的舒適。

*我寧可由別人領導或控制，但不喜歡別人對我有太多的要求。

*人們時常評論我的平靜天性。其他人覺得待在我身邊時有更加腳踏實地的感覺。

*別人很難讓我感到不安，但如果你讓我心煩，我可能會懷恨在心。

*放手對我來說很困難，不管那代表放棄家裡的傳家之寶、一張舊收據，或是在幼稚園時被欺負的記憶。

*我希望輕鬆完成工作。如果工作不是太容易，我一定會拖延。

*要花費很多的工夫才能讓我開始。但在速度上的欠缺，我會以穩定性和耐力做補償。

*有時我希望像別人一樣外向、活躍或參與。那都不是我的天性，但我能接受。

第6章 風火型

VATA-PITTA

風火型＝風＋火

表演者、照明者、熱衷者、革新者、急救人員

（見第258～259頁風火型人特徵概述表格）

✲·認識風火型人

傑夫要去參加客戶的行銷會議，眼看就要遲到了。儘管他確信自己可以準時抵達，但無法不去擔心這會反映出他的表現不佳。他不想讓客戶認為自己不能勝任這個工作，特別是當他迅速為他們的問題找到很有創意的解決方案。但他又不想為此超速，因為收到罰單也不是件好事。在那一瞬間，他想起有一條捷徑。最後，他準時抵達，做了詳盡的簡報，收到熱烈的讚揚。結果他比自己認為的準備更周全。雖然每個人對傑夫的能力都很有信心，但他常常需要努力對自己產生自信。

傑夫是個風火型人，風型和火型平均（或近乎平均）融合，被認為是風和火元素的組合。風火型是由空、風、火和水組成，但把這個體質組合想成是以風和火為主（以及欠缺土），會讓我們對其特徵給予更直接的定義：敏銳和移動。

這種構成擁有風型和火型的力量，但帶著部分的變化，因為這些元素較大量的出現時，代表它們的互動有所不同。單一火型的體質，火是如此之強，以致其他元素（像是土）在體質上的作用就沒那麼重要。在風型上也是一樣，風型具有風元素強大的存在。但是，風火型包含了大量的風與火，而它們的互動會發展出你無法單獨在風型或火型中找到的特徵。我們可以在大自然中看到，一點風吹過火就會造成火焰閃耀，或是火造成風的性質（像是乾燥）因過多的熱而更加明顯。

風和火以類似的方式影響人們。舉例來說，風元素有助於風型人的熱愛改變，熱愛到他們不多加思考就會貿然進行新事物。當你加入等量的火到風中時，或說加入火型到風型中時，這種人仍然有改變的欲望，但會先暫停，火型批評性的思考會在決定進行新事物之前，先考慮利弊。同樣地，火型的火帶給他們領導的熱忱，但在風火型上，風添加的力量會導致不確定性。所以，雖然風火型人是很棒的領導者，但在運用領導能力時會比火型人少了那麼一點自信。

風火型人有著敏銳熱情的智力，結合了風的移動性和創意。結果是，風火型人是我們之中思緒最敏捷的。你會希望這型人待在自己的危機處理小組中，因為他們能夠如風型般當下立刻做出反應，但能維持火型的專注和沉著。他們的能量會突然爆發，但由於風型和火型都具有輕盈及細微的性質，這代表他們可能會發現自己比所想的還需要休息，或消耗得比想像中更快。風火型人比單純火型人更具彈性和適應性，也比風型人更腳踏實地（大多來自水，而不是土）。他們喜歡表現出愛開玩笑的那一面，但極為尊重規則、時程和常規。風火型人喜愛新經驗和冒險的程度，就跟他們享受具生產力和成為社會有價值的一部分的程度相等。

至於身體特點和生理，風火型混合了兩種體質的性質，因此很難預測出他們會展現出火型的中等身材或是風型較細緻的結構，卻可以預期他們對疾病的敏感性。他們的健康狀況表現出的是熱和乾，最常出現在他們的皮膚、生殖系統、消化、關節和血液。最常見的小毛病是濕疹、腸躁症、肌腱炎，以及夜間因心思過度活躍而經常醒來。

精神上來說，風火型人會過度思考事情，太過擔心別人怎麼想，而且有自我懷疑的傾向。他們經常受到完美主義的拖延症所苦，因為感到自己沒有能力完美行事而不願開始工作。這不是風火型人的專利，因為火型人是完美主義者的象徵。不同的是，火型人想要盡可能做到最好的原因，是為了他們的自尊，或是要證明他們做得到；至於風火型人，只是因為害怕失敗而想要做到最好，特別是在他人面前表現時。不要將此誤認為是土型人愛討好他人的天性，風火型人會尋求討好他人，通常是為了外來的認可。

他們也容易過勞，這是任何一種包含火型體質的典型問題。風火型人很容易筋疲力盡，因為他們對許多事感興趣（風型），而且有著想把所有事都做好的欲望（火型）。這是風型的風煽動火型火焰的經典案例。當風火型人只有一些針對性的目標時，就很容易感到滿足（比較典型的火型特點），但當他們渴望更多的新機會時，就很難消化全部，特別是不腳踏實地的風火型人會為自己設下非常高的標準。（我自己身為風火型，若說有哪個教訓是我常常要努力學習的，就是這一點。試著不要去追求每個出現的興趣或機會，而且，要替那些我已經在進行的計畫找出實際的期望，需要嚴格的紀律和勤奮！）

◆雙重體質的心智與身體表現◆

雙重體質是兩種體質在身體和心智上的混合，但也可能有人是具有兩種主要的體質，卻在身體顯現出一種，而心智上顯現出另一種體質的屬性。例如，火型是單一體質時，身體和心智的特徵會反映出火和水的元素。但在風火型上，風或火其中一種元素可能在某人的身體或心智上出現更多，或是兩種元素在身體和心智上的表現很類似。風火型會在身體的組成上（中等身材、眼神強烈、尖銳的下巴）表現出較多數量的火型，在心智上（在計畫初期興盛茁壯，尋求創意的發洩途徑）則會呈現較佳的風型表現。或者也可能是相反的，在身體上有著更多量的風型（身材嬌小、小眼睛、皮膚乾燥），而較多火型在心智上（充滿熱烈，有強力的領導才能）。雙重體質表現的變化性，會讓辨識及歸納出該體質具有挑戰性，也更困難，不過大多數人都是雙重體質！

・光明面與陰影面

風型與火型的協同合作，給予了速度和覺察力。風火型人具有辨識力，精通於快速評估情況，在遇到困難問題時，可以靈巧地找到迅速且有創意的解決方法。他們具備內在與外在的覺知，可以同時理解自己和他人的感受。這會帶來努力在所有事情上追求公平，以及注意自己的言語和行動不會對他人造成負面影響。

當風火型人的快速行動造成他們錯過細節、失去動力，或在完成之前就放棄工作時，他們就會產生掙扎。若是風火型人對外在世界的看法轉化成陰影面，就會讓他們過度擔心別人發生的事，因為這可能會導致損害了他們的自我覺知，或是製造出與他人比較或害怕被遺漏的溫床。有時，他們對別人的關注會過度自我驅動；他們會因為害怕對自己造成不良的影響，而不希望自己的言語或行為給別人不好的感受。他們也會在追求認可的過程中迷失了自己；他們的風可能會吹熄而不是點燃火花，造成他們忘了自己真正喜愛的事物或真實的自我。

風火型人受到他人的接受度所驅動，結果就是會害怕被離棄。他們強烈地受到外在認可的策動，而當他們有任何懷疑自己或情況的理由時，就會變得不自在和不安。他們有才華和能力，但風元素的存在帶來不穩定，讓他們總是對自己有所懷疑，特別是當他們未接受到任何正面的強化時。

對孩子來說，遊樂場會變成接受和拒絕的競技場。這一點在我成長期間十分真實，因為一個人融入的程度，取決於被壘足球（kickball）隊長挑選的順序。這很老套，但是舉足輕重的人絕對不會在壘足球隊中最後才被挑上。除了跟隊長成為朋友之外，唯一能夠避免自己到最後才被選上的方法，就是成為壘足球的奇才，而我決定這是自己唯一可行的選項。於是，每天晚上我都會請父親或母親在屋前的街道上把球滾向我，目標是要踢出讓任何隊長都無法拒絕的完美一球。這種因渴望被接受的驅動而想要成為高手的決心，是風火型人恐懼和動機的典型表現。

讓風火型人更平衡的思考題

自信心對你來說感覺是如何？哪些技術和能力讓你感到有自信？當你有自信時，別人怎麼看你和回應你？

溝通方式

談到溝通時，我們再度需要考慮風型和火型兩種組成的互動，如何使得風火型人的溝通方式變得獨特。思想敏捷的風型，加上以細節為導向的火型，產生了快速簡潔但仍清楚明確的溝通風格。雖然風型和火型的混合在溝通上有其成功之處，但仍有需要小心的地方。風火型人會出現欠缺肯定或自信的傾向。這表示儘管風火型人會轉達所有的相關資訊，但可能伴隨著不合格的陳述或不明確的語氣，或可能帶著懦弱的性質。

舉例來說，風火型的電子郵件會帶著所有火型的特徵標記，將主要元素以重點條列和以粗體字撰寫，但是會以風型不確定的問句或陳述做結尾：「如果有時間」或「不急」，「看你覺得如何」或「如果你覺得可以的話」。這不僅造成訊息的無力，還會讓收件者感覺接受風火型的命令或行動事項是具選擇性的。風火型想要對他人敏感以及為他人考慮，但當這種關切被發揮到極致時，他們的敏感性會流露出不安全感，顯現出其構成中有一些微量的土元素存在。

⚡・壓力反應

在觀察風火型對壓力的反應上，我們可以看到風型的逃跑和火型的戰鬥。這並不是說他們會戰鬥後逃跑，也不會是相反的情況；而是壓力誘發了高度的精神敏銳度，讓他們專注但爆發短暫，直到需要逃脫為止。換句話說，他們是準備好可以投入（及跳脫）行動。這一點讓風火型在緊急或高度壓力情況下表現良好，但也只在短時間內。壓力剛開始時讓人興奮，是一種讓他們覺得有用處的挑戰，但當興奮感開始消散時，他們就會迅速消耗殆盡。

風火型也需要被其他人看到和認可之後，才會重視自己或了解自己的價值。如果他們忙於工作，感覺自己比同事表現更好但未得到應得的賞識，就會觸發他們變得緊繃和怨恨。但如果他們盡力了卻沒達到預期的目標，也會感覺到壓力。正因如此，他人的意見會比他們對自己的意見，意義更重大。知道有人喜歡或贊同自己，會給他們帶來很大的慰藉，即使只是注入一小點信心都很經久耐用。若不能得到這些肯定，風火型人可以藉著寫出最感激自己所擁有的力量或屬性的列表，或是進行長時間而緩慢的散步，這種方法避開了會讓風火型人的風和火元素惡化的快速、發熱或強烈的活動，因此能夠釋放他們的壓力。

風火型人的心聲

*結構對我是健康的，我可以信守常規，但也愛自發的彈性。

*我寧可遵守規則，也不願冒著出問題的風險。

*在計畫的初期，我很有組織、決心和充滿精力。

*我可以運用清楚的心智快速行動，但發現我的耐力可能有所欠缺。

*我經常質疑自己的能力，也注意到別人對我比我對自己還要有信心。

*我發現自己經常重播對話，擔心我說錯了什麼，可能觸犯到別人，或是讓自己難

堪。

*就算我做了充分的準備或絕對夠資格，我依然缺乏自信。

*感到自己有所不足，對我來說很尋常。

*我很擔心別人對我的看法。

*我有領導的能力，但有時和別人合作，或是追隨他人的指導和想法比較容易，因為我經常懷疑自己的決定。

第7章 火土型

PITTA-KAPHA

火土型＝火＋土

守護者、調查者、道德家、幫助者、觀察者、烈士

（見第260～261頁火土型人特徵概述表格）

認識火土型人

班恩正在幫女兒搬家，因為她要搬進大學宿舍，不會再住在家中，他希望能有更多時間讓兩人多相處一會兒。他懊悔自己研究員的工作，經常讓他錯失與女兒相處的時間，雖說如此，但他對自己的工作極具熱忱，而女兒也是他工作如此努力的原因。回顧過去，他希望自己曾告訴過女兒這件事，也但願那些帶她去練習足球、教她數學功課和為她修車的所有時光，都能訴說出他有多關心她。隨著他們拆開最後一箱行李後，班恩在準備離去時，遞給女兒一個禮物。那是他最愛的手電筒和一張紙條：「當我不能在旁守護妳的安全時，願這道光能引導妳返家。」這是實用又感性的禮物。

當你混合了火、水和土時，就會得到一個有耐心、忠實、腳踏實地的火土型人，就像班恩一樣。這個雙重體質具有火型的特點，如專注、敏銳的才智、無懈可擊的組織力和優秀的計畫能力，同時融合了土型的耐力、關懷和鎮靜融合。火土型人可以坐著積極聆聽你暢談自己的個人問題達數個小時之久；他們能夠開心地研究單一主題或議題長達數日；修補壞掉的任何東西，直到這個東西使用起來像新的一樣。他們體貼又關懷，給予持久而連結深厚的友情。以家中最可被信賴的一員聞名，火土型人天性好客且在需要時願意伸手幫忙。不過要記得，你會希望緊急狀況時刻出現的是風火型人，而火土型人則是從長遠來看，當你需要幫助時陪伴在身邊的那個人。

火土型人的骨骼結構和免疫系統強壯，而且具有難以置信的復原力，其程度僅次於土型人。他們的身體特色反映出土和火的吃苦耐勞，包括中等到大尺寸，以及代表火型的具有些許顏色的皮膚、頭髮或眼睛。

就健康和平衡來說，火土型人應該意識到自己火熱的天性在心智和身體上激發自己往前推進，而土的特性帶給他們穩定性、力量和耐力。他們就好像內建野獸模式，帶著強壯的決心或力量和持續性（像是他們能夠舉起很重的東西一段很長的時間！）。不過，如果火土型人沒有意識到自己的這些性質，則會無視來自身體或內心叫他們停下來的信號。他們的身體可能感到疲勞，但其決心會讓他們撐過去；相較之下，其他體質者面對這種情況時，都會虎頭蛇尾地結束（尤其是風型或風火型），而且其身體或內心都不會讓他們繼續下去。火土型人也可能專注在工作任務或家庭計畫上，以至於放棄運動、睡眠，或與朋友相處的時間等，一些對任何體質保持平衡都很必要的身體和心理健康的要素。

然而，就連這個體質的人也無法永遠這樣下去。當疲勞、挫敗、消化異常和發炎的情況增加，而且未受到注意或被忽略，最終就會產生癌症或嚴重心臟問題等重症。在火型和土型體質的組合下，由於火和土元素都是沉重、固定又熱，使得火土型人的身心都很難放手，不管是怨恨、高血糖、高膽固醇或體重增加。火土型人是非常內在的，有時別人無法意識到他們的掙扎。這也表示，沒有人（包括他們自己）會意識到他們已經出問題，直到病重了才會知道，而因為他們的毅力，這種結果可能要等到中年或之後才會發生。在這種情況中，他們可能會忌妒風型或風火型比較纖弱的構成，這兩型人由於耗盡得比較快，常常在生命早期遭遇失衡的狀況，因此在管理弱點上變得比較有經驗。

火土型人是無聲的受害者，在感覺不適時不會讓人知道，也寧可自己處理問題（他們欠缺的元素，是讓其他體質更具表現力或口語表達的空和風元素）。所以，當這種體質的人外表看來激動，而且開始抱怨或將別人拉入他們的經驗中，你就知道他們已經到了（或甚至超過了）極限。這種情況不常發生，因為他們是情緒和心智上都比較穩定的體質，根植於與鎮靜結合的邏輯中。但當他們經歷到失衡時，你就會看到一個固執的壓力鍋，展露出暴躁、厭煩或負面的態度，或是不合作的天性。

光明面與陰影面

火土型人幸運地擁有大腦和（心理）氣力，讓堅毅的心思和情緒成了他們最強的屬性。當他們持續數小時、數日或數週全神貫注在愛好的計畫中，完全沒意識到時間的流逝，而且完全滿足於獨自一人與工作相處時，你就會見證到這份力量。他們會迷失在研究和調查中，進入截然不同的世界是他們的專長。而當其他體質的人失去興趣或是把問題視為無法解決時，火土型人的決心會戰勝一切。火土型人的毅力令人羨慕（直到這份毅力俘虜了他們為止）。

相同類型的承諾和投入，也會出現在他們的人際關係裡。不是每個人都會出現在他們的好友圈中，但那些在好友圈內的人，將會被他們的奉獻寵壞。他們也許不會用言語表達愛，但絕對會與你同甘共苦。

儘管火土型人不一定會反對改變，但他們並不喜歡放棄或投降，特別是在已經投入大量的時間和精力時（通常對他們承擔的事都是如此）。當某件事變得更具挑戰性，他們就會更加堅持，這是由於在其結構中的火的緣故。但當他們無法從工作中抬頭來看看生命的全貌，包括獨特的經驗、新機會和愛他們的人們時，就會有忽視照顧自己和健康的風險。他們需要重振精神、運動，以及與他人互動等，這類能引起空和風元素整合的活動，來維持平衡。

親切待人、倫理和道德守則、解決無法解決的事，都是火土型人的動力。他們渴望把事情做好，也要求自己和他人做對的事。火土型人所做的決定和參與的計畫，全都無關乎外部競爭、給他人好印象，或賺取外來的認可；一切只在於滿足感和美德。他們對一個人或一個想法的忠誠與承諾，會帶給他們專注和動力。

在與我的火土型男友健行時，我就曾經經歷這一點。我們遇到一群大學生組成的團隊在進行維護登山步道的工作。我提到自己年輕時會很喜歡這份工作，因為我特別喜歡在戶外工作和建造東西的想法。「我也是。」他說：「我很喜歡建造某個東西來讓大家享受。」我這個風火型人，只是為了好玩而想要成為團隊的一員，想做一件事讓自己感到驕傲，而他則是想要創造某個事物讓他人能夠重視。風火型人的意圖包含了更多自尊，火土型人則是受驅動去幫助和支持他人。

與火土型人的動機相對的是，他們害怕出於善意卻被置於連累到其道德和價值的位置，或不慎造成他人的痛苦或傷害（或只是受到這類的控訴）。注意：這不同於風火型人害怕不被贊同的情況，因為風火型人尋求外在的認可；而火土型人則是害怕他們的意圖未受到實現。

舉例來說，火土型人可能會投入時間、精力、心意，甚至金錢，去做那些自認為有助於全力修復關係或完成工作的必要之事。但如果伴侶沒有感謝他們的努力且繼續指出缺陷，或是客戶不滿意且只給出批評，火土型人就會因為自己無法修補或不能幫上忙而身心交瘁。以這個例子來說，你也許認為任何一個留意自己的工作和他人感受的人，都會有這種恐懼。在某種程度來說，你是對的。但是，這種感覺對火土型人來說更加強烈，強烈到會在他們的動機和恐懼之間製造出一個回饋循環。隨著每個可能的傷害或失望（這是他們的恐懼），他們會更加勤奮地工作以維護倫理信仰，以及修理任何需要修補的事物（這是他們的動機），不管毀損的情況是否由他們造成。

讓火土型人更平衡的思考題

你會讓什麼東西累積？你會接受和內化哪些情感、經驗或想法，只因為覺得那是自己的責任而不會去尋求協助？結果又是如何呢？

溝通方式

火土型人在溝通上深思熟慮且有所保留，因此並不多話。他們並不是無可貢獻或無話可說，而是希望自己所說的每件事都有意義。這在他們的書寫和口語溝通上都是如此。你不會聽到他們為了填補沉默而閒聊天氣；也不會在不期待認真回答的情況下問候你；而且除非有保證，否則他們不會使用「最高級」來形容事物。

你可以從表面的價值來看待他們，因為他們以直截了當聞名，這或許會讓你將他們理解為冷漠或甚至是不與人來往的人（要記得，他們欠缺的空和風元素，限制了他們能說的話，讓他們看起來好像是反社會的人）。儘管如此，火土型人在不粉飾太平的狀況下（這與風型或火型相反，更像是遲鈍和不加修飾），仍能毫不費力地保持善意，而且他們的言詞柔和、自信，也具滋養性。

壓力反應

雖然壓力讓所有體質的人驚惶失措，但火土型人教導了我們，在生命最大的挑戰下，我們依然能夠保持鎮靜和清楚思考。在面對壓力時，你會看見火土型人暫停，從各個角度觀看情勢，再根據他們的評估來採取行動。土型的直覺要他們僵住；火型的直覺則要他們戰鬥。因此，他們是最具耐性的解決問題者。

火土型人的情感非常內斂，因此，他們的內在可能正醞釀著風暴，充滿了火型的情感，像是挫敗、惱怒或生氣，但你卻只看到他們外在開朗的性情。最終，當緩慢移動的風暴到達時，就會經歷到暴雨和隆隆雷聲，但沒有電光閃射的火型風暴那般激烈。

火土型人體驗到的最重大的壓力，是當他們被放在倫理範圍之外，違背了他們更高的意向，或是處在並非由自己決定步調的行事處境中。火土型人比單一土型體質更自我驅動，也比單純火型更柔軟，想要有條不紊地以自己的方式和步調行事，但仍能友好和投注在他人的幸福上。當他們對其他人的權利和福祉的關懷與關心被利用，或當他們被逼著以比自己想要的速度更快地補救問題時，就會感到壓力。

如果他們在相同的議題上一再被逼迫，或者需求未受到考量時，壓力的強度就增加。因為火土型人是頑固的（像土型），他們並不喜歡接受幫助，或承認自己做得並不順利（像火型），在不大聲說出口或伸手求助的情況下，他們的壓力循環就會擴大。他們可以藉著激烈的運動、強力的呼吸練習，或者寫一封永遠不會寄出的信，來代謝掉身心充滿壓力的感受，以釋放壓力和回復自我。

・火土型人的心聲

* 越困難的問題，越能激發我去找出解決方法，不管需要多少時間和耐心。
* 我寧可慢慢工作以創作出想要的品質，而不是按照別人的時間限制或以非我的標準完成工作。
* 我對於以自己的能力服務他人，還能維護自己的界限，而感到自在。
* 我了解也承認自己的實力和能力。
* 我具備可保持專注的極佳精神耐力和能力，但這會造成我深陷於無底洞之中。
* 我的思考和情感非常內向。
* 我能將他人的需要優先置於自己之上，但當我的需求未受照應時，則會導致怒氣

的積壓。

*我很難將自己的擔心和欲望說出口，直到達到極限，但那時我可能會爆發。

*我喜歡自主，但不見得覺得需要當領導者。

*在初相見時我會相當保守，但一旦與對方連結並了解可以信任他們時，我就會非常開放。

第8章 風土型

VATA-KAPHA

風土型＝風＋土

夢想家、合併者、支持者、搭檔、健談者

（見第262～263頁風土型人特徵概述表格）

認識風土型人

蘿拉準時打卡下班。她對自己擔任行政助理的工作並不熱衷，但至少可以跟不錯的人共事，也不用在下班後或週末帶工作回家。但這個週末，她倒是不怎麼在意加班，這樣至少她會有一些計畫。她的朋友不是在忙就是出城去了，而他們不在的話，她就無法決定要做什麼。無可否認的，她感到有點失落。她喜歡和心愛的人們共度時光，並盡己所能支持他們，但她也懷疑自己對他人生活的關切，是否讓自己失去了自我，並讓自己在尋找對生命的真正熱忱中迷失了方向。

蘿拉是個風土型人，這個體質之所以獨特，並不是因為很稀少，而是因為它包含了相反的元素和性質：主要元素「風」和「土」的屬性，恰好在光譜的兩端；能平衡風型的事物，會加重土型，反之亦然。正因為如此，要預測和描述典型的風土型，是很具挑戰性的；不過，如果我們讓幾個風土型人列隊站好，他們之間可能會有一些共通性。

比較具一致性的是他們的友好、知足，以及去支持的渴望。他們可輕而易舉地和任何人打開話匣子，在飛機上或排隊時與陌生人結為朋友。幫助他人在工作和生活中出類拔萃，是他們的喜悅，而他們也非常適合擔任搭檔或伴侶的角色。風土型人的構成中欠缺火，這表示他們不見得會是領導者或做事主動的人，所以你通常會看到他們陪伴著他人。他們喜歡保持簡單；想要玩得開心；而順其自然的態度讓人覺得有他們在身邊會很美好。

由於相對立的元素和幾近於無的火，風土型人的身體特點並不那麼明確。在空的輕盈與土的沉重範圍之間，他們會是高或矮，健壯或瘦小，或具有小或大的特色；不太可能具有中等的特性。由於受體質掌管的系統更容易受到失衡的影響，空、風、水和土的存在，造成了風土型人身上的許多弱點，像是在神經系統、關節、呼吸系統和免疫系統。事實上，他們的健康顯得非常嬌弱，因為嘗試治癒一個症狀時，會迅速地讓狀況擺盪太遠而到達相反的方向。

比方說，其他體質的人可以藉著把更多的土或油和熱，加進飲食和常規中，來治癒風的失衡或乾燥和冷的症狀。但對風土型人來說就沒這麼簡單，因為他們已經具備足夠的土，要是加入太多，有時甚至連一滴的油，都會讓他們失去平衡。

所以，對風土型人來說，要保持在最佳的健康狀態，是很令人困惑的。他們可能會覺得某些事項運作正常，像是飲食或運動，一旦他們為了不讓行程中斷而做出微調時，像是工作到比較晚，吃方便而不是健康的食物，或某晚睡得比較不好，就會突然感到不適，而且不了解為何會這樣。較常見的身體狀況，包括關節腫脹和疼痛、反覆的鼻竇感染、在情緒高昂和低落間搖擺不定，以及多變的消化功能。由於具有截然不同的元素，他們的症狀和原始點會因為身體屬性而變化，造成很難藉著單一性質或元素來分類。

就行為上而言，這個體質的人很容易在他人身上迷失自己。隨著他們更加涉入朋友、家人或同事的目標上時，往往會忽略自己的目標。由於四種元素在他們的構成上扮演主要角色，他們會是多才多藝，也具有多種興趣，但欠缺火元素帶來決心，就會覺得從來都不知道自己生命的目的或甚至自己的身分。

感情上的敏感也可能是個問題。這跟他們的身體天性類似，小小的因素就會造成大大的失衡；他們可以跟著你大笑，但瞬間就被大大惹惱，就算只是為了好玩而做出的評論，都會惹惱他們。

光明面與陰影面

風土型人的光明面透過對他人無私的支持和無可比擬的力量來顯露。雖然我們也會看到其他體質的人前來救助他人，像是火土型人為所愛的人奉獻出善意的舉動，但風土型人的整個世界是在自身之外。不過，風土型人真的樂見他人成功並慶祝對方的勝利。他們不會嘗試居功或侵占別人的成就，對他人的好消息會如同那是自己的一般，感到振奮和充滿活力。這種力量的延伸是，他們很可能會加入朋友的任何計畫和想法。如果你需要一位朋友和你一同嘗試新餐廳、一起去上課程，或去聽你的演講，在精神上支持你，去找風土型人就對了。

在這樣的適應性之下，風土型人掙扎於維護自己的身分。注意：風型人在需要適應環境時，可以是個變形者，但他們比風土型人更擅於擁抱自己的身分。風型人僅具備兩種元素，比起由四種元素構成的風土型人，更容易知道自己是誰和喜歡什麼。風土型人是合併者：當他們迷失於支持朋友時，其身分就會與他人合併。當他們讓別人帶頭，配合他人的決定，以及將他人置於優先時，就失去了自我，最後只會在夥伴不在或有自己的時間時，才會發現他們沒有自己的興趣。

例如，假設風土型人與運動愛好者約會，他就會開始觀看曲棍球賽或足球賽，也可能會記錄分數，因為他知道這可以當作和伴侶討論的話題。當這份關係結束時，他們可能會意識到自己從一開始就不喜歡運動，那只是支持伴侶的一種方法。風土型人也真的會把別人的問題當成是自己的，像是在對自己的工作不開心時，卻擔心朋友在工作上欠缺滿足感。

風土型人是為了開心玩而來到這個地球上，同時要確保你也能玩得開心。喜悅主導了他們的人生，而他們樂於由喜悅主導。體質中的土型使得他們對自己的責任十分認真看待，但風型的特徵表示他們只想承擔最低限度的義務，好讓新經驗、連結和玩樂盡可能有足夠的空間。

由於他們的喜悅都牽涉到他人的陪伴，這個體質的人害怕世界上或他人的生命中沒有自己立足之地。當沒有某個人來分享探險經歷，就剝奪了他們尋求的喜悅，而他們的成功和成就，要是沒有人跟他們一起慶祝，意義就少了很多。

我的早晨例行公事，包含了晨間散步和順路造訪在地的咖啡店。在和早班的咖啡師多次偶遇閒聊下，我假設她的體質應該是風土型。這個假設是根據她的溝通風格、人格和身體特點，還有她跟我分享的個人興趣和工作外的生活資料而做出的。某一天，她告訴我，自己是個群眾集資網站的粉絲，因為她喜歡看到他人成功。我不得不輕笑，因為她簡直是直接照著風土型人的劇本說話。當我解釋給她聽時，她也笑了。她說，自己當咖啡師的熱情，源自於能支持他人。很多時候，她對客戶熟悉到就像自己的家人般，而當其中有人從醫學院畢業、訂婚或找到新工作，看到他們幸福成功，就溫暖了她的心。

讓風土型人更平衡的思考題

你何時覺得最像自己，以及對自己的一舉一動最感到放鬆和有自信？你覺得自己一個人，還是和別人在一起時，最像自己？你是否可以帶著自信大聲說出自己的意見和欲望，還是了解自己真正想要的，會是很費力的事？

溝通方式

風土型人在很多方面都是個合併者，而他們與他人的溝通和互動也不例外。他們總是很開心地與人聊天，參與（或開啟）對話，也很渴望知道所有關於你和你生命的事。然而，儘管他們自在地分享任何關於自己的一切，但在分享自己的意見時，就會有所保留。這跟他們的構成中幾乎不帶火（因為火熱的人意見最多），又有著豐盛的相反元素（在風與土之間游移，會導致個人在議題上的立場與身體特性一樣多變）密切關聯。取而代之的是，他們更可能是將你的意見回應給你。

在你對剛預約好的行程感到興奮，激烈反對當前的政治走向，或工作一天後感到疲累，風土型人會表達同情和同意。這個和你融為一體的傾向，並不侷限在你所討論的主題或所傳達的情感上，也會帶到說話風格上。如果你說話緩慢且語帶同情，或是快速且語帶樂觀，他們就會展現出相同的風格來回應。所以，我們再一次看到帶著空、風、水和土的風土型人內在與方式的多樣性。

或許，唯一不可能在風土型人的溝通和互動上看到的，是火型主導體質所表現出的敏銳、果斷、火熱的特性。這並不代表他們的溝通會沒有細節或組織，但那不會是突出的屬性。

壓力反應

風土型人藉著僵住和逃跑來反映壓力，這兩者皆表現出欠缺處理當前問題的欲望。雖然他們會承認壓力和問題的存在，但是，尋求他人為他們管理問題，或為自己的問題怪罪別人，對他們來說更具吸引人。風土型人知道壓力是生命的一部分，但他們很難自己去面對。壓力讓風土型人失去判斷力，因為他們沒有其他體質用來作為指路明燈的內在的火。每個人在遭遇困難時，都應該有個可以倚賴的人，但風土型人度過難關的唯一辦法，是有人引領他們脫困。

除了生命中主要的壓力源之外，讓風土型人最感到壓力的是當他們落單時，因為此時無人引導和幫助他們。同樣具壓力的是，知道被他們視為優先的朋友，占了他們願意幫忙或陪伴在身邊的便宜。他們的世界很大的程度都是建立在別人的生活上，以至於在自己必須做決定或未與他人進行計畫時，就陷入了困境。雖然學會如何自己找到方法，會是減輕壓力的最終之道，但與朋友和家人共度時光，才會讓他們感到最好。

風土型人的心聲

*隨波逐流對我來說很容易。

*我通常都很快樂和滿足。

*我很容易自嘲，因為我並不在意被戲弄，但我也有非常敏感之處。

＊我的健康失衡狀態好像比其他人來得更突然、更費解或更難處理。

＊雖然我自己一個人也可以，但我寧可跟他人在一起。我可能更傾向於過度倚賴他人。

＊我寧可由別人來做決定。我寧願是支持的員工，而不是擔任領導者角色。

＊我優先看待他人的健康和幸福，而不是我自己的。

＊有時我覺得自己幫助他人的意願被視為理所當然。

＊偶爾我想要得到回報，因為那會讓我有歸屬感。

＊我可以跟所有人都相處得很好。

＊慶祝他人的成功，是我最喜歡做的事之一。

◆季節與體質◆

體質幫助我們由內而外了解自己，但我們也可以為衝擊到生命的不同事物分派體質，以便更了解它們，像是季節。每個季節都有各自明顯的元素組成和特性，因此，也會具有最像它們的體質。夏天熱的像是火型，秋天和冬季中期既乾又冷，就像風型；而晚冬到春天則是又濕又重，就像土型。

當我們把季節和「同質相互增強」的原則（第33頁）納入考量，就能了解每年不同的時間會讓某些人的反應比其他人更加激烈，隨著季節交替，我們也更容易體驗到失衡的狀況。夏季增強火元素，讓火型人具有高失衡的風險，造成更加挫敗、批評和憤怒的可能性。秋季到冬季中期增強了風元素，造成風型的增加，帶來了焦慮、恐懼和擔憂。而晚冬到早春造成水和土的上升，讓土型更容易失衡，增強了沮喪、憂傷和失去動力的可能性。

第9章 三型體

TRIDOSHA

三型體＝空＋風＋火＋水＋土

精通各行各業、面面俱到、獨角獸

（見第264頁三型體人特徵概述表格）

認識三型體人

三種體質、五大元素和二十種屬性平均表現，三型體人是最完整的體質組合。具備如此平衡的組成，很難以特定的方式來形容他們，因為好像每件事都符合，但同時也都不符合。你會看到他們的身體屬性混合了所有元素，而同樣的情況也發生在他們的心智和情感上。

三型體人表現自己的方式，是天性對抗天性的狀況。在童年時培養出的力量和技能，會在他們成年時突出顯著。這並不代表他們不會在成長過程發現新的興趣或才能；而是他們的童年是主要行為和心思傾向的最大影響。舉例來說，假如他們的父母都是音樂家，生活在充滿樂器的家庭中，而每週二晚間都有樂團會在車庫練習，三型體孩童可能在具創意的風型體質上最受到培育。又或者如果他們有運動的機會，就可能享受參與這件事，而且最後成了明星運動員，讓他們具競爭力的火型被突顯。如果他們沒有任何參與課外活動的機會，放學後回家就自己讀書，幫父母準備晚餐，那麼愛照顧人的土型一面就會出現。

這種情況不太會發生在其他體質的人身上。就拿土型人來說。他們可能喜歡參與某種運動，但通常不好活躍或競爭。若他們失去興趣，卻被父母或監護人逼著繼續參加（多半是為了參與或進行他們所需要的體能活動），就會因為被鼓勵去做違背了自己天性或不喜歡的事，而逐漸失去平衡。

就某方面來說，三型體人不太可能會體驗到失衡，因為所有的特性都平均出現。比方說，他們既油膩也乾燥。基於此，他們比較不會因為過度耽溺於造成乾燥的食物或吃太少的油，反之亦然，他們會有過油或不夠乾燥的狀況。這種情況對單一體質的人來說是很不同的；空氣般的風型人吃較多油的食物，不會有問題，因為這會平衡他們的乾燥，但過多的油會在火型人的火中加入太多的刺激，也會讓多水和土的土型人過度沉重。

因為這些原因，三型體人很少經歷到過多的疾病，除非他們成長在格外不健康的環境中，或曾經體驗過某種創傷（這就把我們帶回到天性對抗天性的論點上）。

但在阿育吠陀中，沒有什麼是絕對的，就連三型體人的健康也不例外。如果三型體人變得失衡，療癒的過程就會因為保持健康的相同原因而更加冗長。

設想一下，三型體人蓄積了夠多的熱而體驗到發炎性的皮膚狀況。他們試著藉由加入冷來平衡過多的熱，但因為他們天生具備了熱和冷，在調整時沒有犯錯的餘地，一旦擺盪到相反方向，就會體驗到過度的冷的情況。正如我們輕易地總結出三型體人面面俱到且健康一樣，我們可以視他們是鐘擺，一旦開始搖晃就很難找出中心點。

三型體獨角獸

我們會在五種體質的每一種中看到自己，因為它們都在我們之內。但在此同時，許多人因為覺得自己能和每種體質連結，而認為自己是三型體。事實並非如此。儘管你的確可能有三種體質平均地表現在你身上，但三型體是極為罕見的。

如果你相信自己是三型體，我建議你對自己可能是單一體質或雙重體質保持開放的想法。若在你讀完本書後，三型體仍與你產生最大共鳴，請給自己一年的時間來觀察自己的改變，以及這些改變如何與大自然連結。三型體獨角獸在所有季節都感到平衡，其他體質則會在與自己體質相符的季節感到基礎受到動搖（風型：秋季與初冬；土型：晚冬和春季；火型：夏季）。若想要快一點確定的話，可以找一位阿育吠陀醫師來討論。

因為這個組合不常見，而且非常難以形容任何特定的身體或心思的來龍去脈，我們在三型體構成的討論上，包括此處及後續篇章都非常有限。後續在討論職場、愛情和家庭時，都會包含一個特別獻給三型體獨角獸的文框，告訴你這個神話生物會如何出現。如果你是三型體，在自我發現和學習你的構成上，並未被忽略。正如所有的體質都適用於你，它們的力量和掙扎、動機與恐懼、溝通和互動等等，也都是如此。每一種體質的描述都與你相關。

·三型體人的心聲

*我很少會覺得不舒服，但當我生病時，就很難痊癒。

*我有很多種熱情和追求，跨越了不同興趣的領域。

*學習新事物和精於這些新事物，對我來說很自然。

*我擁有許多熟人和親密的朋友。我跟許多人相處良好，也輕易且深深地與多數人連結。

*雖然我的情緒會有起伏，但我無法真正確定它們的趨勢或模式。

*轉換對我來說輕而易舉。我適應性強，而且不費吹灰之力就可以安頓下來和感到滿足。

*在生命某些區塊，我可以是領導者，在其他區塊則可以是支持者和讓他人掌控，我都一樣有興趣。

*需要時，我能夠快速行動和工作，但同時也具備耐力和喜歡慢慢來。

*做決定對我來說毫無壓力，但我不一定要是那個做決定的人。

*我總是能夠感受到自己的身分，也很容易能理解他人。

*我不會用極端來描述任何關於自己的事，包括身體特性、情緒、心念或感情上。

風型 火型 土型 風火型 火土型 風土型 三型體

Part 3

世界上的七型人

第10章

七型人的人生各階段

你的年紀會改變，但與生俱來的體質則永遠相同。不過，當你的行事風格反映在人生經歷時，卻感覺不是如此。這可能是因為你已經經歷了不同的階段，有時過去的那個你跟今日的你完全不一樣。然而，不管你經歷了多少個階段或不同的生活，有件事是固定不變的：你一直是，也永遠是你現在的本質。你來到這個世界上的元素和性質（quality）的獨特處方，永遠不會改變。我們的心思和情感的特點（trait）是體質的延伸，因此儘管生命不同階段的經驗，塑造出我們現在的樣子，體質則為我們會如何反映那些經驗而墊下了根基。

雖然我們不會從風型轉變到土型，或從火型變成風型，但在生命中任何一個時刻，都會有合理的原因讓我們覺得自己轉變了。首先，你可能正處於失衡狀態，或是在年輕時經歷了失衡（見第33～38頁複習失衡）。特別是如果失衡是慢性的話，你就很容易將失衡狀態當成自己的體質，或藉著當時的感受來定義自己。但是，那些時刻已經過去了，若你不能在自己如何行動或感受上看到固定不變的特質，或是這些不變的特質深深埋藏在內，你很有可能會將失衡狀態當成是自己的體質。如果你感到現在的自己和年輕的自己之間差異懸殊，請問一問自己，哪個版本讓你感到最健康也最真實。這很可能就會指出你真正的體質構成。

再者，某些最能定義出你的性質或才能，在你長大成人之前，可能尚未完全受到了解或發展。就像你的骨骼、肌肉和大腦在孩童時期仍在發展中，許多你最好的心智和感情上的特點也是。每個人和每種體質都有自己發展的速度，有早熟和晚成的，但沒有一種體質比另一種更好。土型人通常發展得最慢，風型人則在分享真實自我時較帶有自我意識，而火型人可能覺得需要擺出勇敢的面孔，只擁抱自己強大的特質。雖然許多變數都會衝擊我們的軌跡，但可以確定的是，我們的天賦永遠在我們之內，只是還未盛開。

第三，你可能在成年時學會隱藏某些弱點，以及管理部分不怎麼健康的習慣。或許你曾因為人格、興趣或特質而被羞辱或訕笑，覺得需要把它們隱藏起來。也許你曾喜歡在雜貨店的走道上旋轉舞動，而母親叫你保持不動，或是你喜歡逗朋友笑，但老是因為在課堂上說話而惹出麻煩。可能你在自己身上看到不喜歡的特質，像是拖延或很難維持界限，所以做出了必要的工作來進行改變。就算你很難想像那些情感或行為在成年後仍是你的一部分，但事實是，它們永遠存在。

生命的階段也帶有體質特性。從生到死，總共有三個主要「季節」會影響到你的身心：土型（出生到青春期）到火型（青春期到更年期，即成年初期到晚期的荷爾蒙轉變），再到風型（更年期到死亡）。不管你處在生命的哪個階段，天生固有的體質性質不會變，但體質所對應的生命季節仍然需要注意。它們可能會是你小時候感受到不同的自己、健康變動的因素，或甚至幫助你保持平衡的原因。

舉例而言，生命的土型階段為所有人帶出土型性質。孩童時期，土和水的重要性在於我們都會多睡一點，比較柔軟，身體帶有較多的體脂肪。而土型人處在生命這個階段時，剛好是屬於他們的季節，代表所有天生的屬性都會受到加強，但也表示很容易失衡：他們可能想要一直睡覺或容易感到悲傷。當遇到發育期時，就進入了生命的火型。青少年總是比較激烈熱切，更叛逆和好爭辯，但在構成中就具有火型的人，會覺得這些特徵受到增強，直到成年晚期的荷爾蒙變化為止，在這段期間，他們也許會有更劇烈的囊性痤瘡（cystic acne，發炎的一種）、經期的經血較為濃重，或有著更受驅動和野心勃勃的事業生涯。在荷爾蒙轉變之後，生命的風型階段，我們都會比較脆弱和細緻，就像空和風元素。如果你是風型，就會更強烈地感受到這一點，有較高的機會會發生斷骨或骨折、跌倒或失去記憶。

若要檢視生命階段如何顯露你的體質，可以透過家庭動態，因為隨著成長，我們與他人的互動可以展現出體質的不同。你的過去是你故事的一部分，而回顧過去就像是存取個人的紀錄，其中塞滿了你的心思、情感和行為模式的資料。它們讓你決定出你的經驗如何培育你成為對自己感到自在的人，或是妨礙你的自在感。閱讀本章時，記得這個資訊，能幫助你更確定自己的體質，也更容易理解自己做出正向改變的方法，這不只會影響到自己的人生，也影響了家人的人生。

所以，無論你在閱讀本章時是希望更加了解自己或心愛的人，請花一點時間思考以下幾點：

1、你過去是個健康的孩子，還是你的孩童時期整體都是穩定而健康的？你經常生病，或覺得自己在成長期間是處在不斷的變動或失衡當中？如果孩童時期健康，而且成長於多半穩定的環境當中，誤將童年的失衡當成是體質的風險就會比較低。不過，若健康狀況或環境比較不穩定，孩童時期就可能處在不平衡的狀態中。當你反思孩童時期及其與體質的關聯性時，可能會發現兩者並不一致（參考第33～38頁來喚起你對失衡的記憶，以及附錄中的對應表格，來知道自己體質的失衡傾向）。

2、你的童年經驗是否樹立了你天生的力量？你是否已承認並接受自己的弱點？你的興趣、技能和價值是否受到培育，還是你被強烈地鼓勵去參與自己並不喜歡的活動，或與你不欣賞的人們交談？有時，孩童會有必須符合一種模式的內在或外在壓力，而這將會妨礙他們展現出固有的性質。對認識自己來說，很重要的是，了解你的童年階段如何影響了你擁抱自己體質的能力，但也要朝著開發屬於真正的你的人生邁進（第13章會談到更多）。

3、想一想最強烈的童年記憶。它們是正面還是負面地刻印在你身上？童年時經歷到的失衡或信念，是否被帶到成年階段？你的成年生活是否活出了真實的自我，還是以被養育或制約而成的樣子活著？若你不是以自己真實的版本生活，對自己體質的評估就很可能是來自謊言。

隨著我們貫穿不同體質經歷生命階段和家庭動態關係的方式，會看到童年時期和成年時期最突出的特色，也會探索體質對我們生在世上做為學生和榜樣，以及在家庭中擔任兒童、手足和雙親之角色的影響。

◆當父母和子女擁有相反的體質◆

所有的體質都能找出讓關係和諧的方法，但若是談到家庭關係時，不同體質間的挑戰就產生了。雖然父母和孩子之間的體質有特殊的因素在起作用，但不會像基因那樣遺傳，例如，雙親分別為火型和風型，並不會保證生出風火型的孩子。因此，你可能會有一個興趣和需求都與你大相徑庭的孩子。如果你與此不協調，就會覺得孩子的四周好像包圍著排斥你的每個教養方式的力場，導致了許多誤解和被打破的規則。

風型父母很難保持特定結構，這會惹惱喜歡計畫、組織和常規的火型與土型孩子。另一方面，火型父母尊敬結構，可能會過度逼迫各型體質的孩子保持特定結構；風型孩子會掙扎著達到火型父母的期望，而土型孩子則會欣賞常規，但不喜歡有義務去進行某件事的不自在感。最後，土型父母是受每個人喜愛的關懷型軟心腸，但那對需要規則、形式和指引以保持正軌的風型或土型孩子，並不是好事。在此同時，假設火型孩子並未看到迅速提升和掌控的機會，土型父母的柔軟對他們會是個完美的平衡。

◆內向和外向的體質◆

從愛説話的風型，到比較沉默寡言的火土型，我們可以假設某些體質更內向或外向。這取決於他們平衡的狀態，但整體來説，風型、風火型、火型（雖然受內在驅動）和風土型，是比較外向的體質。他們因為與他人互動而感到精力充沛，享受他人的注意，尋求他人的認可，或本質上更外向地表達想法或情緒。

火土型和土型則是比較內在的；他們可能會將情緒保留於內，花時間獨處，從內在尋求認可，在自己的頭腦裡處理經驗和問題，而不是與他人一起處理。

雖然各體質有這些傾向，但這只是認出你的體質的一個線索。不要因為自己是內向或外向，就將自己完全排除在一種體質之外。

🌀・風型

身為孩子和學生的風型人

風型人生來我行我素。他們是個人主義者，古怪、不受控，即便那意味著不融入群眾。他們空靈飄逸，活力充沛而活躍，而他們心中意念的起伏，經常反映在他們的身體上。敲筆、搖晃一條腿或玩弄頭髮，風型的小孩常被要求坐定不動。風型孩童有著最小的體型，胃口最小，有著最纖弱的免疫系統。他們的構成內外皆脆弱，造成他們比較不容易忍受身體或情感的壓力，更容易遭受身體和情感上的痛苦與傷害。

在家庭生活中，要讓風型孩子聽話和做家事，似乎是個常態的掙扎情境，像是清理他們亂七八糟的房間或做功課。這並不是反抗；風型人就是無法專心夠久到完成手上的工作，尤其是在有著太多誘人的機會或閃亮的物品讓他們分心。很可能許多被診斷為注意力不足及過動症（ADHD）的孩童，都具有較強的風型表現在他們的體質中（或受風型失衡所苦）。

這也跟風型人很難處在常規和時程表之內，有密切的關係。風型人抗拒的原因是，他們喜歡做當下感覺最好的事，但這些事一直在改變也無法預測。你無法在早上問風型孩子，他晚餐想吃什麼，因為不到用餐時間，他們也不知道自己想吃什麼（而且就算到了用餐時間，他們也很難決定）。

對於風型人的身體和精神健康，以及在喜愛的事情上獲得成功來說，有必要讓他們被訓練到能遵守常規，具備較熟悉而非新的體驗，以及連結那些讓他們覺得舒服的人。找到一個方法讓風型人培養創意面及探索不同的興趣，會讓他們有個有趣又快樂的童年，但很重要的是，要同時讓他們保持在界限之內。不這樣的話，他們會開始感到焦慮、孤獨和脫節。

關於教育，風型人能夠在專心時學習快速，但他們的快速會是一種損傷。他們的力量在於短期記憶，意思是他們可能會在考前臨時抱佛腳。在前一天晚上記住筆記，並在考試後忘掉所有的內容。

風型人會迅速完成工作，多半是因為他們有限的注意力時間。火型人或許會把「最先完成工作」視為獲勝，風型人則是想要在失去興趣或感到無聊前，快點進入到下一個活動。在教室中，風型學生最可能因為在課堂上說話或沒在進行工作而被點名。他們很容易受到過度刺激，而藉著說話或動來動去來自然地發散這個情緒，能緩解讓他們厭惡的不舒服感受；這種不舒服感，產生自他們被強迫進入結構中或保持靜止太久的情況下。

不幸的是，他們需要動、坐立不安或講話的情況，會被誤認為是過動或注意力失調，但那通常是他們未受利用的創意和想像力豐富的心智表現。（注意力不足及過動症是風型失衡的反映。任何體質都會有風型的失衡，但天生構成中具有較多風元素的人特別容易受影響。）

讓風型人更平衡的思考題

誰或什麼（環境、物品、活動、常規）在童年時帶給你穩定和安全感？現在你要如何為自己或為了支持似乎漫無目的的家族成員，取得這些工具？

做為成人、榜樣和父母的風型人

風型人在成長過程中並不會失去他們的坐立不安，但年歲和經驗會幫助他們集中注意力和瞄準方向，最常見的是朝向創意的追求和不符習俗的生活方式。身為成人，他們仍舊有動機去從事和觀看盡可能多的事物，但如果能加上基礎訓練，就能夠專注在自己的手藝上，達成個人目標，並感到身心平衡。

只有當風型人失去靠山時，我們才會看到他們在原地踏步和尋找方向。這會讓他們面對失衡的風險，像是焦慮的增加、無法專注、失眠、記憶力喪失，以及身體症狀，如乾燥、便祕和肌肉萎縮。在他們邁入風型生命階段（更年期初期）時，更是如此。在更高的年歲裡，我們都會自然地體現更多的空和風元素，但如果你來到世上時，身上就由這兩種元素主導，那麼年長時就可能會更健忘、容易跌倒或是因關節炎而疼痛。

除了繼續管理童年時就表現出來的弱點外，風型成年人也需要意識到自己的個人掙扎會流入生命中的其他角色，因為「結構」對於為人父母等角色來說，是優先或必要的。我們期望父母給孩子安全感和領導，但風型父母會輕易地傾向落入焦慮和恐懼的狀態。在這種狀態下教養孩子，對父母和孩子雙方都會造成癱瘓；如果父母其中一方優柔寡斷和沒有安全感，孩子就會失去方向或穩定性。在教養小孩時採取健康性的預防措施，是常見的安全對策，但對小孩投射過多對世界的恐懼或是新經驗，都會限制了他們的學習（尤其當他們也是風型人時！）。

如果風型父母不腳踏實地，就可能欠缺了用以實施規則和界限的自我紀律，可能落入友情模式或是自己的行為就像小孩一樣。相形之下，如果風型父母有自信且對自己感到很自在，而且在有助於容納和平衡的基礎訓練中帶有創意，他們不只可以影響孩子做相同的事，還能創造出有趣的童年經驗。他們教養出來的孩子會勇於表達、充滿生命力，也不怕踏入人跡罕至之處。

風型人的心聲

*我是個膽大冒險的孩子，但同時也有自己的恐懼與焦慮。

*在學校的課堂上，我很難專心和安靜坐著。但我很期待休息時間、體育課和美術

課。

＊在家庭事務上，我向手足尋求指導和支援。在我們當中，我是比較散漫的那一個。

＊身為父母或監護人，我覺得很難實施規則和結構，因為我自己就很難遵守。

＊當成年人真困難！

風型
火型 土型 風火型 火土型 風土型 三型體

●・火型

身為孩子和學生的火型人

火型的孩子有時被描述成父母最疼愛的孩子，是最自給自足的體質。即使在很年輕的年紀，火型人就具有對目標、成就和完美的內在尺度。他們會盡力做到最好，這有時是一種與自己或他人的競爭，他們尊重父母、老師和教練所實施的規則和結構。他們傾向於在所做的任何事上表現傑出，就算不是他們特別感興趣或不需要努力的事情，也是如此。那是因為他們主要的興趣就是為每件事付出一切和加倍努力，不管是在家中、學校或課外活動。他們的房間總是有組織且整潔，玩具或衣物都是間隔平均或刻意放置的。他們也會不聲不響就做完了回家功課，而且總是帶著熱忱準時出席練習和上課。

但別被騙了。儘管火型孩子渴望做到最好的心是真實的，但行為不見得總是最好的。火元素在這些孩子身上很強烈，代表了脾氣暴躁和反叛的可能性。他們會對任何人生氣、發洩，以及很快就失去冷靜，但最可能受到打擊的這些人，可能都是最接近他們而且最可能原諒或忘記的人，像是家庭成員。他們可能會在親人身上釋出內在的惡龍，但通常是因為他們對自己很失望，或對自己要求太高所致。要是事情不如意，他們就會迷失或覺得自己不夠好。

火型人的天然棲息地是教室。他們是終身的學習者，不管是透過正規教育、自我學習，或追求在智性上激起其興趣的人際關係。重視評分和課外活動的表現，讓他們成了專心而卓越的學生。事實上，聲名狼藉的「我的孩子是榮譽榜學生」保險桿貼紙，可以輕易地換成「我的孩子是火型」貼紙。但因為火型人很快就精通事物，一旦事物失去挑戰性，他們就很容易出錯。難度越來越高的任務、目的和目標，是他們的熱情和焦點的指引燈。要是失去了這些，火型人的內在火焰就會無可預測，往往導向不受歡迎之處，像是針對同班同學或權威人物。

同樣地，如果火型孩子有任何理由質問權威，像是專橫的父母、不穩定或懦弱的老師或教練，就會造成他們厭惡及完全漠視人群與規則。原先的模範學生會變身成麻煩製造者。一旦孩子進入青春期，這會成為常見的情節。雖然社會指稱這是荷爾蒙肆虐，但阿育吠陀則說是火元素的逐步擴大，導致青少年更加易怒、違抗，而且更難與之講理。

在家庭動力上，火型人是領導者。他們是在父母因工作晚回家時擔起責任的孩子，會設下（高）標準讓手足奮力追上。這與出生順序無關，而是與他們天生對擔負責任具有自信和愛好的能力有關。但就算他們在這個角色上成功，其父母有多常小心地培養這份能力，也是很重要的。讚美火型孩子擔負起更多責任（任何種類），會增強他們有義務要為所有人做所有事的想法，而生產力和成功不只受到重視，而是幾乎等於「愛」。這會讓他們企圖完成不可能的任務，並形成那些日後會導致他們自我毀滅的模式和習慣。你以為所有的小孩出自本能知道好玩是什麼，但火型小孩必須要學會與玩樂和平共處，視其為生產力方面重要又有用的一部分（或學會不具生產力是多有價值！），同時也必須體驗失敗。

任何體質都會從孩童時期對自己的價值浮現扭曲的想法，但火型人則傾向於相信，他們的工作、成就和成功會讓自己值得他人的時間、陪伴與愛。因為他們天生的價值觀大多符合社會所尊崇的，像是金錢、地位和成就，因此，做出榜樣讓這些孩子知道「不受結構束縛和接受平凡的感覺有多好」，是非常必要的。

童年可以塑造出對家庭、朋友和悠閒有同樣動力與欣賞態度的火型人，或是讓他們成為視事業凌駕於所有之上的成功人士。長大後尊重玩樂也尊重工作的火型人，是很幸運的，陪伴在他們身邊的人也是。知道何時要把注意力放在責任上，以及何時要放空和放鬆，並在兩者之間取得平衡，是一項困難的技藝。

讓火型人更平衡的思考題

在你童年時期，完美主義和成就受到什麼樣的獎勵？完美主義是否出現在你對孩子的教養，或是與家庭的互動中？一個包含更多悠閒、樂趣，以及在錯誤中成長的家庭模式，會是什麼樣子？

做為成人、榜樣和父母的火型人

我們期望火型人帶著他們招牌的自信、領導技巧和熱心，以及對於「不管成功的程度高低都會被愛」的理解，進入成年期。火型人在職場感覺自在；他們在工作上，就像在學校裡一樣，渴望勝過他人並維持成就者的心態。當他們進入每個人都在建立事業的生命階段，就需要高度注意以防過勞的情況。

火型人已經具備旺盛的火，以及動力、膽量，還有成為企業家或在公司內升遷必要的決心所會構築的內在之熱，但這會造成他們疲勞、腦霧（brain fog），或無法以最佳狀態發揮。所以，當火型人把自己逼到邊緣，在所做的事上都追求完美和最佳結果時，就可能沒有精力享受工作成果，因而孕育出額外的憤怒、沮喪和怨恨。

火型人不只內建了在工作生活上茁壯的技能，也具備所有成為家中總裁的工具。他們的競爭力在此發揮作用：不只要擁有家庭，而是擁有最好的家庭。他們對做決定和主導十分自在，因而能輕鬆地進入父母或監護者的角色。然而，他們很難成為自己所希望的完美父母。

事實上，他們可能以不健康的方法將自己的完美主義投射到孩子身上，設下不切實際和無法達到的標準，這對於沒那麼專注的風型或更放鬆的土型孩子，會是個惡夢，也會對本身就具備努力達成期望的火元素，卻永遠無法達到的火型孩子，造成發炎的情況。火型人也會竭盡所能讓孩子不會失敗，以及不讓孩子犯自己曾犯過的錯誤（不是出於風型會有的恐懼，而是出於火型的要求完美），完全不了解失敗和錯誤是個人成長的必經之路。因此，火型人藉由過度養育及限制孩子自給自足的機會，而有可能成為直升機父母（helicopter parent）。

火型人的心聲

* 我是個喜歡房間整潔又井然有序的孩子。
* 當學生時，我很專注又果決。接受教育和做到最好，對我很重要。
* 養育的工作對我而言就像其他領導角色一樣自然，但我必須掌控自己的規則和限制。有時我會過度嚴格和控制，即便那是為了不讓孩子做出壞決策或無法發揮潛能，所做出的真誠努力。
* 在我還是小孩的時候，不如所願的情況會讓我生氣。在我長大成人後，這種情況也沒什麼改變，只不過現在比較容易順心如意。
* 我的家庭視我為負責任的成員。當某人需要幫手或額外的關懷，他們知道我無論多忙都會出手幫忙。

●・土型

身為孩子和學生的土型人

土質的土型人是滿足的典範。從矮胖的小嬰兒到高中畢業為止，都是悠閒而放鬆，使得養育這些孩子們輕而易舉。由於生命的土型階段，所有嬰兒都展現出土型特徵，胖嘟嘟的臉蛋，以及讓人喜歡抱著和靠近他們的生命力。一般而言，人們喜歡環繞在土型人周圍，因為他們帶著快樂和討人喜歡的活力。老師、父母和同班同學，都與這類的孩子相處愉快，但因土型更投入於深刻而有意義的關係，所以只會選擇一或兩位親密好友，或花更多時間獨處。他們不喜歡睡衣派對和課外活動，但喜歡整天閱讀或是與成年人出去玩。

土型小孩愛睡覺，但不太喜歡體能活動，也很難產生動力。這在體重增加上就會帶來麻煩，因為這個體質天生就帶著最大的體型。實際上，你跟土型孩子間最大的對抗和爭吵，可能跟運動和動力有關。他們只在對事情產生興趣時才會有動力，不然的話，他們寧可待在家裡一動也不動，對那些自己不感到舒服或受獎勵的事，表現出懶洋洋的樣子。

對於土型孩童，不太需要過於擔心疾病。土型體質掌管免疫系統，所以儘管濕濕又淌著口水的小孩是最佳的細菌傳播者，但土型兒童可能逃過在學校內散布的疾病，或是比較少有嚴重的病例。

在學校內，土型孩子相對低調。他們典型地學習緩慢，這不是因為欠缺智力，而是因為風型和火型的速度與敏銳不在他們的構成之中。他們厭惡衝突，所以不太可能會在課堂或操場上引起騷動，也很少質疑教室規則。他們不會大膽說話，但不是因為害羞或內向，而是寧可不表達出來。有些老師可能會因為有這樣知足而不具挑戰性的學生，感到鬆了一口氣，但要小心別讓土型學生的平靜轉變成被動。

土型人不願成為注意力的中心，但千萬別忽略了他們的需求和感受，尤其是如果他們覺得自己處在不安全的狀況，像是受到霸凌。較大的身材、緩慢的學習風格，以及寧可獨處，讓他們容易成為被捉弄的目標。因為他們不喜歡造成問題，就比較不會為自己挺身而出或報告這種互動情況。因此，這些學生為了學習經驗，也為了確保不會過度內化情緒，務必要找到方法參與以及為自己發聲。

「阿宅」這個老套的稱呼，或許正是土型體質的代號。他們非常以家庭為導向，喜愛遊戲之夜、特別的晚餐，或是全家出遊。他們的父母和手足一致欣賞他們隨波逐流的態度，而他們也會將這種態度視為理所當然。因為土型人保留自己的情緒，往往被視為是任何情況的中立者，會被請來積極地調解家庭爭議，或是僅僅在場就可以調停。正如負責任的火型人，有愛心的土型孩子有時需要扮演父母或成人。但這並不是適合他們的角色；讓他們擔任父母或調解者的角色，就像是因為中立的態度而懲罰他們一樣。土型人在童年期間學會如何健康地表達自己的情緒和意見，是很重要的，當然，他們不能被迫或催促去做，否則最後會旁觀自己的生活。

讓土型人更平衡的思考題

你如何因應隨著生命不同階段而來的改變，像是創業或轉職、搬家或結婚？你會在哪裡劃線區分懷舊和對過去的嚮往，好讓自己可以同時欣賞過去，並對未來感到興奮？

做為成人、榜樣和父母的土型人

土型人的天性是避免改變，所以許多童年時的力量和掙扎會跟著他們進到成年時期。他們可以懷舊，但不活在過去，不過，說土型人「行事一成不變」仍然是正確的。他們喜歡照著成長時的做事方法行事，像是相同的朋友圈、住在相同的城市、訴說同樣的故事，這對他們來說一點都不無聊，而是很令人欣慰。這不代表他們不會去探索新事物；只是照著他們自己的步調而已。因為土型充滿了踏實的元素，他們慣常地感到滿足。其他試著滿足自己的追尋和學習之渴望的體質，有時會羨慕他們的快樂。

身為終極的培育者，土型人天生就會以愛、讚美和獎勵養育子女。他們就像是有著柔軟內在的磐石，因此精通在家中創造出安全穩定的環境。不過，因為土型人喜好和平，可能會陷入執行特定結構、指導或紀律泥沼之中。就算不拖延，他們粉飾太平的傳達方式，會讓人以為紀律是可以協商的。

雖然承認規則的存在對孩子們有益處，但土型人最想要的是讓兒女快樂。結果就是上床時間越來越晚，回家功課開始被忽略，不健康的零食成了常態。你的房子成了鄰居常來的地方，因為孩子們在你的眼前經常能逍遙法外。

開心是必要的，但要是缺乏洞察力，這麼多的愛心會讓土型父母像地墊般被踐踏或是被當成朋友，而不是他們應該成為的權威人士。

土型人的心聲

*雖然我常被鼓勵要多去交際，但我很滿足於獨處或是與身邊的成年人相處。我通常會沉迷於一本書或另一種活動中長達數個小時。

*身為學生，拿到好成績不是我的優先事項，雖然我很願意遵從老師，並完成他們要求我做的事。

*我認為自己是中立的，而且希望別人快樂。因此，身為一位家長或監護者，要拒絕孩子或做出讓他們不開心的事，會讓我受到考驗，即使我知道對他們來說那是有益處的學習經驗。

＊我是家中及手足間的磐石與維和使者。因為我鎮靜、穩定，是個好的聆聽者，他們在有問題而需要徵詢意見時，都會來找我，尤其是當牽涉到另一位手足時。

✳·風火型

身為孩子和學生的風火型人

「急切但不確定」可能是形容風火型孩子最簡單的說詞。他們有很多理由去擁有自信和勇敢，像是敏銳的智力、快速的學習能力、極具創意的解決問題技巧，但這個體質會是所有兒童中最沒有自信的一群。這來自他們想太多的模式。風型人會因為經驗而鑽研入某個情境，完全不管或未意識到後果。火型人也會跳入同樣的狀況中，但他們對自己有信心，也不擔心他人怎麼想。風火型人則質疑每件事。當其他人玩得開心且放掉尷尬和失策的時刻之際，風火型人會一再重播那些時刻，拿自己與他人比較。他們會意識到自己正在這麼做，卻會讓這樣的循環繼續下去。

你會發現風火型兒童相當遵守規則，一部分是出於尊重，但主要是因為害怕後果。他們只會去承擔計算過的風險，但不想做任何會影響到他們的聲譽，或是會造成需要重新贏得某人的信任的事。風火型人在對於被接納的努力中，傾向屈服於同儕壓力。他們會感到違反了自己的天性（就算是在小小年紀，也會有這種出自內心的反應），但尚未具備足夠的經驗來明白「融入人群不一定有利」，所以還是照做了。

在教室中，風火型人會尋求融入和達到他人期望的機會。他們可能會贏得「老師的寵兒」的稱號，這不見得是刻意的，但討老師歡心會讓他們感到被認可和有安全感。風火型人覺得按時繳交學校功課，以及在班上是第一名或接近第一，是很重要的。他們就像風型人一樣是快速學習者，智力正如火型人一般，但好成績總是得來不易。因此，他們給自己很大的壓力，會特別用功以取得好成績，而且對這兩者的企圖也建立起他們的自信和安全感，並讓家人感到驕傲。這會讓風火型人承受嚴重的考試焦慮，讓他們在考試中難以保持專注，而且容易去猜答案。

在家庭中，風火型孩子是行善者，總是盡力做到最好的表現以避免惹麻煩。父母知道他們是會做家事且幾乎不會反抗的孩子，但手足則認為他們會搬弄是非。他們喜歡受到父母的贊同，即使要針對手足在宵禁後偷跑出去，或是和不該親近的群體玩在一塊的事，向父母打小報告，風火型人會照做。當然，風火型人也想要手足的贊同，但他們更尊崇來自父母的公平和認同，所以出賣手足（可以在父母前贏得積分）對他們來說相對容易做到。

雖然遵守規則和爭取公平有其正面益處，但在童年期間從未經歷曲折或打破規則的風火型孩子，在開始轉型進入成年期時，可能會出現由這個德行所產生的衝擊；他們會因為害怕犯錯或破壞規定，以至於從來不會為了發展出自己的信念體系而去質疑權威。童年時期是從錯誤中學習，以及了解「質疑權威可以是健康的」的重要階段，因為此時惹麻煩的賭注與後果通常沒那麼嚴重，也是許多人發展核心價值的時期。由於太害怕而不去挑戰的風火型孩子，會不經意地限制了自己的想法與信念的發展。

讓風火型人更平衡的思考題

在成長過程中，你覺得自己是追隨自己的心，還是因為會被接受、受到他人的認同、證明自己，而採取行動或做出決定，包括根據家人的期望來選擇職業路線？列出三個最近以你的福祉為主要考量，而不是想要被家人接受而做的決定。

做為成人、榜樣和父母的風火型

風火型人對進入成年期和眼前充滿新機會與經驗的世界，感到興奮。他們有想要追求的夢想和點子，而畢業及搬出父母的家，感覺像是個全新的開始。只要願意追隨自己的心而不是家庭的期望，他們可以成為想成為的任何人。然而，若他們尚未脫離受成功認可或他人贊同的需求，就會以取悅父母為目標，或是跟從社會認定有價值的步驟：從大學畢業、找一份工作、結婚、購屋、生小孩。當機不可失時，風火型人必須去破解「自己的快樂與成就緊密相連」，或「社會重視的事才會讓他們快樂」這樣的想法，然後去懷抱著「自己生命最大的成就，是自己選擇自己的道路」的概念。

風火型人成為父母或監護人時，會積極地將自己被教養時的價值和當前的生命階段，整合融入孩子的生命中。同時在決定什麼對孩子最好的時候，他們也信任專家，而不是自己的經驗。如果他聽說每天喝一杯牛奶對成長中的孩子很好，就算自己不愛喝，也會要求孩子喝牛奶。在風火型人做出的每個教養決定的背後，都帶有他們的恐懼和不確定性。保護和安全永遠是首要。這並非糟糕的座右銘，但不能把孩子捆在氣泡布中，因為如果孩子受到過度保護，機會就會受限。如果風火型人了解自己常規的價值，就會為家人建立健康的結構，將玩樂排入行程表中。

風火型人的心聲

* 我是個有野心、有幹勁的小孩，但我記得有些動機是渴望討好他人。
* 在學校中，我強烈渴望受到老師和同學的接納。我是個模範學生，而且有點會討老師歡心。
* 身為家長或監護人，我發現會從自己的不安全感中進行教養工作。這會呈現在稍微過頭的安全預防措施，或是採行額外的手段以確保孩子融入他人之中。
* 我是個討好者與家庭手足間的杞人憂天者的混合體。在家庭中，我通常是一直問問題以確保所有事都完成的人，像是「你的班機幾點起飛？」「牙刷打包了嗎？」「誰會來機場接你？」或者因為害怕會惹惱某人而無法拒絕，承擔過多的事情。

·火土型

身為孩子和學生的火土型人

火土型孩童似乎生來帶著自己的道德羅盤。他們滿足於獨處，會在以自己的方式學習和探索中找到快樂。他們會拿起一本書、化學套組或拼圖，來逗自己開心數個小時。他們好反省和好問，但通常都很安靜，不像愛說話的風型或好奇的火型孩子總是以「為什麼」來回應你的每個說明，火土型孩子會問自己「為什麼」，然後自己去找出答案。儘管火土型孩子的外在舉動平靜，內在卻是潛藏的反叛者。從年幼開始，他們的需求和價值就不受動搖。在受到專斷父母或惱人手足的挑戰時，就會變得頑固。除了這些反叛的時刻外，他們總是行為端正、尊重權威、平靜和節制。最後，他們是負責任的。他們會完成回家功課、練習單簧管，當父母其中一人身體不適，或身體或情緒上都沒空時，擔負起責任。

火土型學生採行穩定的學習方式。從外在看來，他們好像是學習緩慢，但事實上，他們是有條不紊且一絲不苟。他們容易掌握概念，但也喜歡守著資訊以沉浸其中，這樣就可以精通那些激發他們熱情的學科。高分對他們來說並不特別重要，那只是火土型人深度研讀的副作用而已。他們的安心來自內在，而不是來自考試分數。

在學校的社交方面，火土型人與同儕相處融洽，但比較喜歡擁有少數的親密朋友。在此同時，火土型人的獅子心，代表著他們會是第一個為任何人站出來對抗遊樂場霸凌者。由於他們了解平等和正義的益處，很難在有人受虐待時袖手旁觀，而且會展現出短暫超齡的成熟來解決問題。

讓火土型人更平衡的思考題

你是否曾感覺自己在家庭中肩負起自己兒女之外的額外照護者角色？在決定要對額外的家庭責任說好或不時，建立一個自己可遵守的尺度，以便你能繼續幫忙，但不會犧牲了照顧自己。

做為成人、榜樣和父母的火土型人

火土型人是內在處理者，不常將情感顯露出來，所以他們在童年時培養的信任他人和表達情感的能力，會反映出他們在成年後會如何運作。如果他們在孩提時期不會表現自己的想法或感覺，也未受到鼓勵去談論它們時，就可能養成壓抑的習慣並累積情緒。這個體質由火、水和土所組成，如果不釋放出困擾他們的事，就會像火山一樣爆發。當發生這種情形時，你會看到他們的耐心轉化成暴躁。

不同於單純的火型人，火土型人知道要對自己的感覺和發生的任何爆發負責。他們也有自覺地知道，如果自己的需求未被滿足時，像是被給予足夠的安靜和獨處時間（他們需要很多！），緊繃感就會從內上升。因此，脾氣、爆發和怨恨的舞臺就準備好了。火土型人信任自己，但可能很難讓他人進入內心。如果他在童年時期沒看到在關係內感到安全的證據的話，成年後就會很難建立起長久的友情或去尋求幫助，而且在他感覺可以信任或依賴你之前，總是會進行盡責查證。

火土型父母善於為子女創造出穩定而支持的環境。他們會辨識出每個孩子獨特的需求，培養他們的才能和興趣，並溫和地執行規則與界限，一切都是為了孩子的幸福。火土型人既有耐性又有愛心，但他們的教養會比單純土型更具嚴厲的愛的方式。他們不是以表達情感或給予口頭讚美或強化而聞名，所以他們的愛有時需要被闡釋。雖然火土型父母需要練習毫不保留地說出他們的愛，尤其是風型或風火型子女需要那樣的強化，但火土型孩子在看到父母出席每場足球賽、修理他們壞掉的裝置、熬夜陪自己完成學校作業、在辛苦一天後準備自己最喜歡吃的東西，或是讓他們與朋友相處更長的時間之際，就可以確信自己是被愛的。火土型父母在你需要時永遠會在，就算你不確定自己是否需要時也一樣。

火土型人的心聲

＊身為一個孩子，我就像是「小火車做到了」（Little Engine That Could）※一樣。從年幼開始，我就穩定、專注、果斷和沉著，除非有人在我已經盡力了或我不舒服的地方，逼我太緊。

＊當談到學校時，做得好對我很重要，但我主要致力於最感興趣的科目。我會很開心地花數個小時研讀這些科目，但覺得其他科目就沒那麼有意義。

＊在雙親或監護人的角色上，我是值得信賴又具耐心的。

＊雖然我給予子女足夠的指導，也會給他們自己操控人生的獨立性。只有當他們濫用這些自由或越界了，我才會感覺到壓力上揚。

＊我通常對家庭事務保持低調也不過度涉入。雖然如此，就算我將想法、感受和煩惱保留給自己，我的親人都知道，不管他們需要什麼，都能依靠我的支持。

※小火車做到了（Little Engine That Could）：是一九二九年出版的經典童書，命名來自蒸氣火車發出的聲音與「我想我可以做到／我以為我可以做到」的英文諧音：I think I can/I thought I could，內容主要為鼓勵積極向上。

・風土型

身為孩子和學生的風土型人

阿育吠陀認為，我們主要的人格特性是那些受過培育的天性，但對於構成中具有四種元素的風土型來說，擁有更多的流動和可塑性，因此，他們接受的教養，可能對哪一個屬性成為主導，產生更大的影響。我們很難以定論描述風土型孩子，但可以確定的一個特徵是：他們從年幼時就重視陪伴和渴望受到支持。風土型孩童寧可坐在看臺上觀看朋友的棒球賽（並在之後款待他們吃喜愛的食物），而不是親自參與比賽。他們將參與朋友和家庭成員的生活，優先於發生在自己世界中的事。

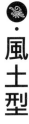

一個小孩能夠去鼓勵其他人，是很棒的；但是，童年的部分要點，在於體驗不同的事以找出自己所愛的領域和興趣。如果錯失了這一點，風土型孩子可能無法真正知道在之後的生命階段想要探索哪種職業生涯。他們也可能覺得沒有屬於自己的一套價值、團體或身分，而只有和旁人共享，或是由他人塑造出來的。

做為學生，風土型人在環境對自己有利時表現優異，例如，充滿了有趣的教材、來自老師和同班同學充分的支持，以及強調樂趣。只要有這些關鍵要素存在，風土型就會表現得心應手。不過，一旦他們開始感受到壓力、缺乏連結，或對被指派的任務不感興趣，就會失去動力。老師能為風土型學生做得最好的一件事，就是啟發他們去找出能讓他們最感到快樂的事，如此一來，隨著他們逐漸成熟，就會知道如何從內在去尋求滿足。

讓風土型人更平衡的思考題

在你一生當中，是否曾故意讓志同道合的人圍繞在自己身邊，還是曾經讓身旁的人塑造你的興趣和價值？想一想某個曾經在童年和成年時期對你的生命產生強烈影響的人。自己跟他們有多相似？又是哪些特性讓你與他們不同？

做為成人、榜樣和父母的風土型人

只要被快樂的人環繞並感到自己能夠支持他人，風土型人就會在所做的一切上找到喜悅。他們的工作內容所具有的重要性，比不上隨之而來的好處和額外待遇。雖然這種情況有一些好處，但當他們無法打造出職業生涯或想像自己想要追求什麼樣的嗜好或興趣時，就會造成困擾。要記得，風土型人欠缺火元素，也就是動力和熱情的來源。因此，他們經常在他人身上尋找靈感。這麼做對他們來說很好，但若導致他們失去自己的方向或身分時，就可能會成為問題。

風土型人以身為支持者為傲，許多父母或監護人負責的事，對他們來說都很自然。他們會鼓勵孩子，隨時願意伸出援手，並沉浸在子女的成功中。但回到他們的構成中欠缺火的這件事上，就會看到他們的弱點：對紀律的無能。隨波逐流對他們來說很容易，但要有結構、拒絕孩子，或堅守父母的立場，對他們來說是個挑戰。風土型人太容易流於比較像朋友而不是父母，如此一來，孩子可能反過來主導一切。風型人有著類似的素質，但他們的問題在於沒有能力守住結構；風土型人能夠守住結構和養育，但就是欠缺火元素來領導。

風土型人的心聲

*整體來說，我是個非常「順其自然」型的孩子。只要有朋友、父母、手足或老師的指導，我就滿足了。當我覺得落單或被遺漏時，才會覺得焦慮或悲傷。

*學校給了我所享受的歸屬感。事實上，我喜愛的是當中的社交要素。由於我喜歡支持他人，我能夠輕鬆地將父母這個角色整合進生命中。

*儘管照顧孩子是我的天性，但結構和紀律對我來說是困難的。

*我是子女、雙親和手足的最佳拍檔。我會跟著去任何地方和做任何事。只要他們需要，我就會幫忙和支持。同時，我通常不會以相同方式向他們伸手，而對此我覺得沒問題。

風型 火型 土型 風火型 火土型 **風土型** 三型體

三型體獨角獸的人生各階段

三型體人的適應力很強，由於構成中具備所有的元素，這代表他們能夠包容生命的每個階段。做為兒童，他們對所遇到的任何科目都會產生興趣和發展出技能。雖然任何人的養育經歷對生命後期所選擇的道路和發展都很重要，但對三型體人來說更是如此。正如第九章所說的，受養育的經歷在三型體人的生命中跟天性一樣甚或更重要。由於所有事似乎都在他們的能力範圍之內，他們比較可能繼續進行所沉浸的事物中。在此同時，這種現象可能意味著他們並未被給予機會去決定自己最熱衷的是什麼，由於他們的火元素可能會因為風、水或土元素而變得黯淡，可能不會有動力去追求任何已具備的夢想。

正如我們在三型體人童年時期看到的適應性，成年後的他們會根據家庭以及內在的優勢體質，來調整自己的行為。但有別於童年時期的是，這並不一定來自受養育的經歷，而是子女和另一半的體質會需要他們做出必要的包容（如果他們處在平衡狀態的話）。三型體父母或配偶在幫助風型人腳踏實地、帶給火型人平靜，以及提振土型人方面，都是很容易的。他們也能真心與家人分享興趣，因為具備所有的元素而能面面俱到。

第11章

七型人的職場表現

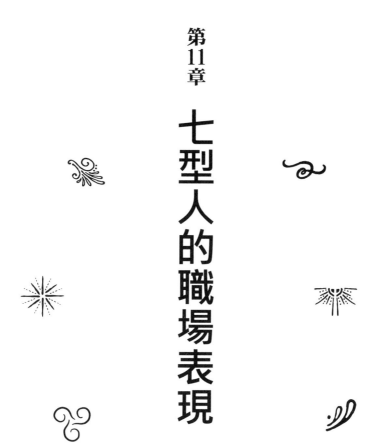

我深信，如果我們都知道自己的阿育吠陀體質，而且被要求在履歷表中公開，就會有更高的工作滿足感、較少的人事抱怨和更低的員工流動率。你已經學到天生的元素構成引導著你如何管理壓力、什麼驅動你，以及可能的陷阱會隱藏在何處。若你把這些特性應用到事業及如何工作上，就比較容易看出那些會造成障礙，以及讓你在職業生涯上蓬勃發展的因素。使用體質來改善職業生涯，並不限於了解最適合自己的職業路線是什麼，雖然知道體質對此會有幫助，但你也能同時知道自己是個什麼樣的員工、同事和老闆，以及自己跟某些人相處融洽，但又容易被某些人惹惱的原因。

我們不應該只仰賴自己的體質（或任何人格測驗）來告訴我們，自己是什麼樣子或是擅長做什麼，但可以透過體質來了解工作中最有成就感的面向，以及可能會發現壓力源的地方。重要的是要注意，任何體質都可以選擇任何職業路線並達到成功，但一個人的體質會強烈地影響他們精通的領域（例如，心臟專科醫師、家庭法、行銷總監、高校教師、博物館館長），以及所選的廣泛工作領域（例如，醫藥、法律、商業、教育、藝術）。例如，我們把風型人封為創意類型，但他們不是唯一活出創意角色的一群。具創意的風型人會創作出抽象、自由型態的繪畫；有創意的火型人可能是室內設計師，喜歡乾淨的線條和對稱性；而有創意的土型人會利用他們的手，以陶瓷、烘焙或木工製造出具體的物品。我們比較可能看到風型人成為藝術家的角色，但任何體質都可以在藝術領域工作。火型人帶著他們對組織的嗜好，擔任藝術策展人；而土型人喜愛培育和看見他人發光，則學習成為美術老師。

工作內容當然與你的體質相關，但我們也不能忽略其背景。我們會考量多個原因來選擇工作，諸如友好的同事、彈性上班時間、薪資、能在家工作，集中於福利或工作與生活的平衡等因素，都會反映出特定的體質需求。

如果你到現在還未能完全確定自己的體質，還是能從本章的內容受益。請記住自己從職業生涯中觀察到的模式，或許就會從一些例子中看到自己。在經歷不同的工作時聆聽你的心與身，對你的「法」（dharma，也就是靈性的目的或預期的路徑）是很重要的。當你活出自己的「法」，就校準了自己生命的任務，而這也會受到體質的影響。這個校準可以療癒及幫助促進平衡，正如尚未發現你的目的會讓你感到不平衡一樣。

除了你的體質以外，在閱讀的同時，也可以想想你的員工、同事和客戶。對他人有更深刻的了解，不只可以增進你的客服技巧，還可以發掘你管理人力或計畫的盲點，導向更好的行銷策略，幫助你定義公司文化，創造更健康的工作場所等等。試著運用你所學到的體質資料，以更加了解自己為何吸引某種老闆或員工，以及如何遠離他們。

最後，如果你有自信已經確定了自己的體質，同時持續誠實面對自己為何在工作上有所保留、你在何處優於他人和為什麼、你的職業是否為熱情所在或是依據外在壓力所選擇的，以及這份資料如何幫助你微調或轉換職業，你就會從本章獲得最多。處在最適合的工作環境中，就跟吃對食物和運動一樣，對保持身心健康來說很重要。

讓我們以另一個測試開始，試一試比小時候做的職業生涯測試更有效的方法。接下來的問題和提示，會幫助你發現在職業生活中的一些習慣、模式和力量。思考這些事能夠讓你與體質連結，而且可以幫助你看到潛在的成長機會，釐清能實現個人抱負的職業和健康生命的路徑。

1、想像理想中的工作日。填入所有的細節，像是工作時數是多長、同事是哪些人、工作設定是什麼樣子，甚至是你的穿著。注意自己體質的動機、恐懼、力量和掙扎，是以哪些方式在你夢想的一天裡發揮作用。

2、什麼曾是（或者正是）你最喜愛的工作？最不喜歡的工作呢？比較兩者，解讀在工作成就感中的共同點是什麼？將人、薪資、時程和環境都列入考量。

3、哪些人是你樂於與之共事和合作的？哪些人是你很難與之共事？他們跟你的工作關係是什麼（同事、老闆、直屬下屬），以及他們的角色是否影響到你們如何一起工作？

風型

風型人喜愛創意，也喜愛自由和改變。當然，他們的工作必須具備這些屬性，才能讓他們真正體驗到工作的滿意度，所以在創意角色、需要經常旅行的職位，以及每天都不一樣，而且絕不單調的工作上，才會表現良好。我們發現，風型人大多是藝術家、舞者、時裝設計師、旅遊嚮導，或是有許多兼職工作。這個體質可以是相當友善、外向和健談，所以會在能建立關係網絡、取悅客戶，或在計畫上共同合作的工作中活躍。

不利的一面是，風型人可能會有最高的工作流動率。他們構成中的風，造成一旦他們完成一開始的工作訓練而要開始工作之際，就會變得焦慮不安，然後離開去尋找下一個退而求次的事物。這種對刺激的尋求會發生在任何工作上，就算是對具有多樣性的工作也一樣。

風型員工每天都會將他們的迅速、適應性和對新經驗的熱愛，帶到工作場所中。這個風一般的體質帶著輕率，會讓他們對意見不合的情況不屑一顧，可能會導致其他體質的憤怒或怨恨。儘管對於需要快速思考、大量轉變和集體討論新想法等這類工作來說，風型人是最佳候選者，但當這些性質逐漸增加後，他們就可能會陷入困境。他們很容易失去焦點，變得沒有組織，而且會有更多想法，卻很難運用注意力和持久力／耐力來實施這些想法。

風型人也會覺得很難準時上班和遵守最後期限，而在工作上會讓他們苦惱的事項，同時也是他們在家中會遇到的問題，像是努力應對常規和容易分心。

風型人不常去追求獲得主管職位，因為那代表需要花上大量的時間停留在一份工作或生涯上。他們更重視擁有多種經驗，寧可不接受經營公司或領導角色所帶來的壓力和責任。然而，他們還是可能攀上領導者職位，像是因為所創作的商品生意興隆而登上高位。當他們到達頂端時，有些事就要受到控制，主要包含他們對例行公事的抗拒和容易受到不確定性的影響。風型人避免組織的傾向，會妨礙他們給出明確指示的能力，而他們的欠缺自信，也會導致難以做出決策。這些因素都會阻礙他們的領導能力，使其無法在領導工作上感到平衡。

雖然與風型人合作會是充滿創意和興奮的經驗，但專業類工作的合作上會面臨困難，尤其是對某些體質來說。最適合的是火土型或土型，他們會有耐心、方向和穩定性，可以在風型的風般特質開始占上風時，幫助風型走在正軌上。火型人和風型人通常不是好的職業夥伴，因為火型人很快就會被風型人迷糊的特質惹惱；火型人很難理解為何風型人不能保持專注、做決策，或及時完成工作（這是風型人搧動火型人火焰的例子）。

風型人彼此之間或許會喜歡共事，並發現彼此廣泛的性質很具啟發性，但有這麼多的風和這麼少的土或火，會讓他們很難完成任務。而風型人與風土型人的連結，也有著正面和負面的部分；他們共事起來會相處愉快，但合夥關係中缺少火做為構成要素時，就會需要很多外來的指導和動機，才能看到任何計畫產生成果。

讓風型人更平衡的思考題

回想你很快就離開的一份工作，或是你已經展開但尚未完成的一個近期計畫。是什麼讓你無法堅持到底？往前看，你要如何解讀哪個計畫和工作，是真正值得你追求的？什麼可以幫助你保持承諾並專注在看到這些事取得成果？

風型人的心聲

＊在一個職業生涯安頓下來，我會感覺受到限制。

＊我需要一份刺激、具創意和每天都感到不同的工作。欠缺這些元素的部分或全部，就會讓我覺得無聊、難以專注，也渴望找到一份讓我更覺得滿足的新工作。

＊我喜愛和他人一起工作，這會讓事情的發展生氣勃勃，也會帶走我在責任和表現上的壓力。

＊獲得晉升、在公司內一路升遷和加薪，都沒有比在工作上能獲得的經驗更重要。

＊我並不嚮往當老闆或經理。做決策和領導眾人，並不是我的強項。

・火型

火型人以熱情和生產力知名，還有他們對生產力的熱情。但若是說他們是工作狂或過度成就者，並不公平，因為這帶著負面的語氣，不過，火型人是所有體質中最可能朝向那個方面的。當他們有了目標（你最好相信他們有一堆目標），就會帶著熱情去追求。這個特徵是我們會在需要具有高等教育的主管職位或職業中看到火型人的主要原因之一。他們的眼光投向高處，而且不會讓任何事妨礙他們把成就當成核心價值之一。其次，我們會看到火型人擔任領導者角色或具備更多的權威，這是因為他們是最以自我為中心的體質。他們只有在領導或實施自己的想法之際，最感到像自己，覺得自己在掌控事情也會讓他們感到安心。

火型人在那些提供了邏輯、挑戰、自治、結構和可預測性的職業上，最感到滿足。他們會尋找有升遷機會（透過晉升和相關教育）的職位，找出具有金錢獎勵和高社會地位的工作。你會看到火型人擔任醫師、律師、大學教授、總裁、企業家、經理和會計師等職位。

你的老闆很可能是個火型人，或如果你自己就是領導者，那麼你的血液中就流動著火。火型人在主管辦公室裡感到自在，這樣很棒，因為他們很適合這個角色。不過，就算是我們最耀眼的性質，也會因為太過豐盛而讓心情變得黑暗。要是封鎖了其他人的投入和想法，會造成分裂的環境，也會阻擋了員工和同事的貢獻。火型人對事情該怎麼做有很強的意見，但員工想要被聽到，如果火型上司不撥出時間將員工包含在過程當中，或是都不聽員工要說的話，員工就會覺得自己被低估了。

火型人一定要記得，儘管身為好的領導者很重要，但自己的熱情和自信會令人恐懼。所以，他們願意與自己的脆弱保持連結，是至關重要的。當火型人展現出弱點或是承認錯誤，可以讓他們更容易被理解。他們的員工也喜歡知道老闆是一般人類。

同樣的道理，對火型人來說，「對自己期望很高」是很自然的，但必須了解這些期望對其他人來說可能遙不可及。火型人希望員工表現卓越，但他需要設下每個人都能達到的標準。雖然火型人在想要做得更多或更好時會對自己過度嚴厲，但他們必須確認其他人知道自己欣賞他們，並給予他們應得的認可。如果火型人等到員工達到（或超過）期望時才去讚美他們，其中工作最努力的員工可能已經去應徵並獲得別的工作了。

火型人不論是在哪種工作地位，都具備很多的驅動力，這個火熱的類型可能是最有動機的員工。火型人渴望做到最好來證明自己的價值，甚至可能帶著最終成為老闆的願景。但當他們願意不計任何代價來達到這個目的時，就會是個麻煩。火型人對成功的饑渴，會讓他們容易過勞，並且錯將自己的生產力與價值連結。所以，火型人務必要意識到自己的工作習慣。他們需要知道何時停手、何時要拒絕計畫，以及何時允許自己休息和玩樂。

火型人同時也需要意識到主動與越界之間的差異，像是挑戰領導權或漠視權威。雖然有話就說、投入在想法及晉升中，都是很棒的事，但就連火型人也需要從底層開始往上爬。

在與同事合作時，火型人必須試著少管閒事。他們可能會因為風型人缺乏組織而大怒，對土型人花太長時間完成工作或開會時講話太慢而失去耐性。沒有哪種體質可以跟火型人對細節的注意或高標準相匹配。他們與風火型或火土型的合作情況最佳，這些體質在構成上具備足夠的火元素，能了解火型人的動機，但沒有過多的火讓他們挑戰火型人的權威。

但不管員工的體質為何，火型人必須信賴自己帶到職場的組織架構，會幫助團隊在他不必管太多或擔負所有責任之際，就能保持在正軌上。其他人會有所貢獻，並且以自己的方式達到最後的成果。

讓火型人更平衡的思考題

思考你在過去所做的未能如自己期望的表現良好的計畫、方案或簡報。你經歷了哪種情緒？它是否與你從他人所收到的回饋相匹配？現在，想一想你正要展開的新計畫。你的計畫會受到什麼樣的接納？你要怎樣才會對可能收到的任何回饋（包括負面評論和可能的讚美）感到舒服？

火型人的心聲

＊我的職業是我身分的一部分。工作通常優先於我生命中的其他所有領域。

＊我選擇的職業路徑必須涉及挑戰和解決問題，而我的職位包含了教育、升遷與成長的空間。

＊我能和他人共事，但寧可獨自工作。我相信要把事情做好，就必須自己來。

＊我不只想要做到最好，也想要成為領域中的佼佼者。

＊身為主管職位，或扮演領導者、經理或教練的角色，對我來說非常舒服而自然。

人們說我具備企業家的精神，我也同意。

土型

雖然土型人寧可生活得絕對舒適和輕鬆，對事業卻堅定不移。他們具有占主導地位的水和土元素，會致力於自己的工作，通常會在整個職業生涯中待在同一份工作或同一家公司許多年。這有一部分是因為他對雇主、員工和客戶的忠誠，同時也是因為改變對他們來說是不舒服的。除此之外，他們進入一份工作時，所想的是長期在這份工作上；這與風型人相反，風型人只打算短期停留在一份工作上；這也與火型人相反，火型人視每份工作為企業階梯的踏板。

他們知名的培育特質，讓他們吸引了服務業的工作；而強壯的體格則讓他們成為需要人力勞動工作的最佳候選人；而由於他們喜歡獨立工作或小團體，所以會被可以透過互動發展親近關係的工作所吸引，像是會記得你家孩子的名字與年紀的櫃檯人員。

對土型人來說，一份工作必須能讓他們按照自己的步調進行，並包含了有效的指導與領導，若再加上一份好的退休計畫也不錯。如果你認識社工人員、老師、非營利事業員工或全職看護，他們可能在構成上就具有很多的土型。

土型人不追求擔任管理角色，但他們對公司工作的持久和奉獻會為其贏得這個角色。他們與公司同甘共苦，提高了他們在任期內獲得晉升的機會。如果你的上司是個土型人，就可能與他們相處愉快，感到想法被聆聽；當他們在的時候，不會感到主管階級盤旋在你頭頂的負擔。雖然土型人是你的上司，但仍想當你的朋友。儘管這裡會是個愉悅的工作環境，而且就如土型人所喜歡的無衝突，但也意味著你無法收到在專業成長上所需要的建設性回饋和鼓勵。

土型人喜歡保持和平，但他們的友善不會自動讓他們成為容易受影響的人。他們的界限毫無損傷，當受到挑戰時也會堅守立場。他們最大的挑戰或許就是接受改變，來證明他們的界限是好的（有助於保存精力和價值）或是壞的（限制了擴張和造成停滯）。不管是品牌重塑、員工流動率或搬遷到新地點，他們是最不擅於接納新事物的一群。

如果你最重視的員工特質是可信度和一致性，土型人是你的首選。他們不只能在工作上保持穩定的品質，同時也會維持親切的態度。在表面上，不管你是土型人的同事或經理，都好像很理想。但因為他們抗拒衝突，因此你可能不知道他們對工作的真正感受。在遇到問題時，土型人不見得會說出來，而是會保持沉默、退縮，或是避免與那些讓他們感到不舒服的人互動。土型人的穩定性，在遇到適應性時可能會成為妨礙。所以，如果你在找的是個能輕鬆且經常性調整的職員，例如，公司草創階段的員工、擔任調酒師或飛航管制人員，土型人會排在最後。

若要土型人與同事或事業夥伴共事良好，其同事會需要具備更輕和更火熱的特質。不然的話，賦予了土型人帶入計畫中的精神與身體耐力的土質，就會變得沉重，導致土型人成了阻止計畫的錨，而不是使其成長的根。考慮到這一點，土型人會是火型（但不能催促得太急！）、風火型和火土型的最佳合作夥伴。

讓土型人更平衡的思考題

如果將你的舒適圈界線擴大推到極點，事業或工作上的哪些區域會更令你滿足？像是願意承擔風險、提出一些可能與他人觀點相衝突的擔憂，或有更多令人不舒服的對話？擴大你的舒適圈，如何對你和他人產生益處？

土型人的心聲

＊雖然我的工作在很多方面很重要，像是受人信賴和對他人有幫助，但工作不是我生命中最重要的事。

＊我希望工作能夠舒服和有安全感，以及對工作環境感到放鬆。這些比工作內容或實際上的工作，對我來說是更必要的性質。

＊和他人一起工作很有意思，但我寧可和一小群或熟悉的人一起工作。

＊我沒有競爭性，也不特別尋求晉升，但因為我可靠、善於接受指導，並忠於和我一起工作的人，我通常會被給予新的機會。

*我能應付領導的角色，但我寧可不要多出來的責任或角色所帶來的壓力。

✺・風火型

風火型人具有火型的智力敏銳度和風型的快速行動，使得他們成為需要創新、適應力和快速解決方法之工作的完美候選人。當他們在創意、發展、成就和人脈網絡方面擁有相等的發洩途徑時，就會成長茁壯。他們比純種火型人更願意擔負起職業風險，但比純種風型人喜歡更多的組織結構、安全性和計畫。他們對身為公眾人物感到舒服，或許受到認可比薪資更會讓他們感到被獎勵。活動策畫、行銷、急難服務和客戶關係的工作，都很適合他們。

風火型人有著強大的領導能力和獨創性，具備了在任何領域擔任高階主管、經理或主管的能力。風型的空和風元素，使他們既有彈性又具可塑性，但火型則提供了純種風型人未具備的堅定信念。他們會提出許多值得討論的新想法，也歡迎合作，不是那種會拒他人於千里之外的類型。這就跟火型人大不相同，火型人寧可自己做所有的事。風火型人可能會在一念之間改變意見，來配合堅持己見的同事或下屬，使得他們的權威陷於危險中。但他們的熱情很容易會贏回最大懷疑者的心。

風火型人會呈現出表演者的樣子，若非正如字面上的意思（例如，演員、舞者和音樂家），那麼就會是他們渴望做得很好以取悅他人，是童年討好老師之狀態的延伸。但雖然討好老師也會被認為是自命清高，而且在班上不受歡迎，風火型員工則受到喜愛。雇主喜歡他們拚命做事，同事則敬重他們的外向和輕鬆愉快的人格。這個雙重體質在工作上可能面對的最大困難，是為了尋求他人的認同而承擔過多。他們不只認為如果拒絕的話會對他們產生不良的影響，更因為自我要求所做的每件事都要表現超出預期而感到壓力。他們不會承認工作量過多，反而是耗盡自己。他們寧可讓人看來行事從容，也不願求助或放棄，因為這麼做會導致他人視他們為軟弱或失敗，或質疑他們的能力。如果你是個風火型人，在為自己而不是為他人做事時，要實際一點，否則你最終會走上擅長的職業路徑，但那對你來說並不符合本質。

就像火型人一樣，風火型人處在工作世界中很舒服，因為他們很專注且受到成就感驅動。這會讓人和風火型人併肩工作時毫不費力，因為他們總是會完成自己的工作。但當他們跟動作太慢或是容易分心的人（像是風型、風土型或土型）共事時，就會是個問題，因為他們會試著彌補工作夥伴沒做完的工作，讓他們陷入耗盡或過勞的狀態。風火型會覺得，跟火型和火土型（火元素讓他們集中，而水元素和土元素保持他們穩定）合作，最適合自己。

讓風火型人更平衡的思考題

你有多常覺得自己處在不知所措的狀態？分析自己最近因為什麼事而覺得受困，並評估自己怎麼會落到這種情況中。有多少可歸因於你渴望為他人做好事情而不是為了自己？有哪三個步驟是你可以用來降低在未來讓自己陷入不知所措的地步的機會？

風火型人的心聲

*我致力於自己的事業，但我有許多興趣，也經常會受到選擇另一條道路所吸引。

*我尋找帶有新鮮感、興奮感和創造性解決問題的工作，但我需要組織結構、穩定性和確定性，以避免失控或筋疲力竭。

*職業目標是我的優先事項，但是無可否認的，我有時會出於達到他人的認可，或害怕讓他人失望，而設立優先目標，而不是為了個人的成就。

*我喜歡與他人合作，尤其是當他們是我獲得認可的來源。

*理論上，我想要成為負有更多責任和下屬的領導者。同時，我常事後批評自己，並不一定具備領導者所需的自信或果斷。

火土型

火型占主導地位的體質，最專注在目標和生產力，風火型體質具有相同的專注，但有更多的創意性，而且將更多的價值放在其他人如何看待自己上。火土型人也會很好的專注力，也是目標設定者，但添加的土元素帶給他們更多的耐力，讓他們更內在，而且給了他們以服務為導向的興趣和能力。如果火土型對某件事產生興趣，就會為工作付出一切。他們絕對不是反社會人士，而且會慷慨地為他人付出時間與精力，但他們的豐盛大多來自沒有時間限制壓力（土型）的獨立且詳盡的工作（火型）。有意義的工作，以及能夠幫助改善他人的生活，對他們來說很重要。火土型人最適合的工作是作家、教師、研究員、科學家或實驗室人員、護理師、餐旅業工作人員。

火土型人就像火型人一樣是天生的領導者。雖然他們可以是敏銳又有穿透力，但土元素柔和了他們的強度，使得他們更具有耐心，對整體的成功更有興趣。如果你是火土型人的下屬，知道上司會竭盡所能的支持你，或許會對你有所幫助，但你必須決定開口求助。他們不會掌控所有的事情；而是會引領你到所需要的資源之處。他們要你成功，而因為他們已經知道如何靠自己達到成功，所以除非你以別的方式溝通，否則他們也會對你有相同的期望。

由於火土型人的忠誠、奉獻，以及在事物上持續很久直到事務完成的能力，他們是非常值得擁有的員工和同事。你永遠不必擔心他們不盡本分或在計畫進行中停工離開，而由於他們是最內在和穩定的體質之一，所以你永遠不必擔心他們會離開工作並拖你下水。火土型人與火型、風火型和其他火土型合作愉快，因為他們共享了火元素和以目標為導向的特質。他們也喜歡和風土型人合作，認為風土型人會接受自己的指導，而且也不需要大小事都插手。雖然火土型人可以盡量利用與風型人的合作，但這種配對對他們而言會是最大的挑戰，因為風型人非常外向又饒舌，而火土型人則喜歡埋頭工作和不為人知。

讓火土型人更平衡的思考題

工作或事業的哪方面最值得你的時間和精力？你是否有正緊抓住的計畫，是一旦放手或尋求幫助，就會給予你更多的休息和空間？要如何在給予自己、給予工作，以及工作的回饋之間，找到更好的平衡？

火土型人的心聲

＊我非常獻身於自己的事業，但我有其他比工作更優先的興趣，像是和家人與朋友共度的時光。

＊擁有一份需要深度解決問題，可以為他人服務，還能讓我與他人合作、獨立工作，以及用最適合我的步調完成工作的事業，讓我最感到滿足。

＊事業晉升對我很重要，但那純粹是出自我個人的滿足感，而不是為了任何的升遷、回報，或外在的認可。

＊我享受和他人合作，尤其是當這個合作集結了各領域的專家，讓我們能夠分享工作和回報。

＊人們說我是天生的領導者，但我寧可只專注在自己的工作上，著重於技能，而不必去處理管理他人的事，或是面對與經營事業相關的責任。

·風土型

儘管工作定義了其他體質，風土型人卻是個突出的例外。他們對工作的要求，與選擇此工作或對工作多有滿足感無關。只要是和諧、團結、有休閒時間，這份工作就符合他們的要求。然而，仍有特定的職業生涯很適合他們，也就是能讓他們與他人建立關係，沒有很多壓力或下班後的任務，以及由良好的領導者帶領，便是他們的理想工作。風土型人是很好的助理、餐廳外場工作人員、按摩治療師、客戶服務代表、醫學技士。當你試著重訂航班、更換旅館房間，或申報信用卡上的詐騙交易，就會需要他們的支援天性站在你這邊。

風土型人並非不可能擔任領導者，但他們不常嚮往領導者的角色，也不渴望擁有許多下屬。如果他們擔任了領導者或管理位階，就會希望有具支持性的良好員工，因為風土型人羞於執行規則和指令。但風土型人自己天生就是擔任支持性員工的角色，這是因為他們對他人敏感，不太會造成擾亂或衝突，也善於聆聽和遵照指示，並且能夠適應環境的改變。如果你有個風土型員工，要確保經常與他們保持聯繫。這會讓他們覺得你欣賞他們，另外，也要給予他們提供回饋的機會，如果不提醒，他們就不會給出回饋。

就算沒有火讓他們對工作格外有熱忱或動力，風土型人可以是夢想的共事者或同事。有他們在身邊很愉快，他們有興趣來幫忙，而且也很善於接受指示（因為大部分的指示都來自外部，讓他們習慣於依靠別人來領導）。

理論上來說，任何體質都可以與他們共事，但風土型人在跟風型和土型合作時要小心，因為可能各自有太多的風和土元素，以至於無法保持平衡。風土型人跟火型、風火型和火土型合作，會感到最有安全感，因為這幾型人都能夠很舒服地擔任帶頭的工作。

讓風土型人更平衡的思考題

你覺得工作上有哪些部分可以改善？是否有對改變的建議？有哪些方面或工作讓你不快樂，只因為有人要你去做，所以你就照做？列出你能夠為自己挺身而出，以及讓你的想法被聽到的方法。什麼會是這個過程的第一個步驟？對想到要採行第一個步驟的感受為何？你能想像費力處理一些衝突或不舒服的問題，最終會在工作上帶來更多的快樂和滿足的情況嗎？

風土型人的心聲

＊談到工作時，我寧願擁有一份在工作當中及之外，都能讓我有樂趣的職位。我不要一份需要帶回家的工作或職業。

＊我的職業選擇主要根植於連結、歸屬感和對他人的支持，多過我所處的工作領域。

＊與其他人合作是我最耀眼之處，只要前提是委派工作或做決策不是我的責任。我善於服從他人的想法。

＊儘管我想要自己的工作能被適度地補償，但在職業生涯中最大的回報是，看到我所做的幫助支持了他人的成功與福祉。

＊成為支持團隊的一部分，比擔任領導更在我的基因中。我會以各種方式提供協助，但我不想當負責人。

三型體獨角獸的職場表現

三型體人很容易學會新技能，因為許多工作對他們來說都好像天生就會一樣。由於這個原因，三型體人會覺得做任何類型的工作都能適應良好，但他們能在什麼事都做的事業或職位上找到滿足感，像是在新創公司中工作，或是自己從零開始建立事業。這種類型的工作對其他體質來說更具挑戰性，或更令他們不知所措，因為單一或雙重體質通常只有少數的技能比較專精。

三型體獨角獸也可能發現，在職場上的互動比較沒那麼戲劇化，因為他們具備了所有的元素，能毫不費力地與其他體質相關聯和合作。

第12章

七型人的愛情關係

相似者相互吸引的見解有幾分真實性：我們會在他人身上找尋那些自己具備且受重視的相同性質。以阿育吠陀的語言來說，或許說「類似的體質之間相互吸引」會更合適。風型人喜歡刺激，而且也被其他風型人所吸引，這會讓雙方的關係感覺愉快。火型人享受組織和計畫，所以自然會喜歡其他一樣以細節為導向的火型人的魅力。而土型人偏好平靜與親密而不是冒險，因此對他們來說，有一位喜歡相同事物的土型伴侶，會比較有吸引力。

相似的性質不僅會相互吸引，還會持續累積。我們都被與自己相似的人事物所吸引，但過多相同的性質則會造成失衡。但這句格言的另一半，當然就是「與平衡對立」，當談到愛情的時候，就會提到「異性相吸」的概念。截然不同的屬性會停止或逆轉累積，這也就是為什麼跟我們極為不同的人，會讓我們感覺更好或更完整。當相同的性質過多且互補性不足時，一個人不健康的傾向會在另一人身上發揮作用，這樣就不會有足夠的相反性質來重新建立平衡。

在風型人與風型人的關係中，其中一人無法維持常規的能力，最終會顛覆另一人已經建立的腳踏實地的常規。兩個火型人的配對，等同於將兩個領導者送作堆。當兩人都想要控制，但只有一人可以統治時，就一定會產生衝突。而在土型人與土型人的伴侶關係上，因為兩人都會避免改變以及隨著改變而來的不舒服，就有了停滯的風險。

任何雙重體質的配對，因為是更多元素的結合，自然會提供更多的平衡以及較少的累積風險。假設兩個風火型人在一起，元素的總合會比兩個風型或兩個火型更面面俱到。如果風火型人與火型人結合，整體上來說還是有很多火，但會有風來冷卻（關係中的個人以及關係本身）。而若風火型人與火土型人在一起，他們會如火型一般享受共同的興趣，但因為風與土的存在，所以能維持平衡。

當談到愛情與關係中各種體質的相容性，會有許多層面。你的體質會影響到一開始將你與伴侶相連結的原因，像是個人興趣或工作類別。但是，在配對之外，你和伴侶的體質會影響到兩人之間的關係可以或會有多深和多持久。你的體質決定出溝通的風格、偏好的給予或接受愛情的方式、衝突管理作風、在伴侶關係中需要什麼，以及在關係中可促成什麼，而所有這些都會決定出兩人配合的程度。

任何體質的配對都會導致健康長久的關係，但這句話並不會讓本章的內容失去效用，反而提供了更多的價值。當你意識到自己和伴侶的體質時，就更能覺察到自己的力量、弱點，以及可以為這段關係帶來什麼。這樣的覺察程度，再加上你和伴侶為自己及兩人的關係付出心力的意願，以及在你自己的道路上對另一半認可和支持的能力，將會讓這段關係成功。所以，儘管在理論上，特定的體質之間真的會找到更多共同點，以及成為更好的配對，但所有的關係只要給予適度的關懷和注意，都有發展的可能性。

為了讓本章盡可能的有價值和可應用，請思考你過去和現在的關係，以及你從中學習到的。這包括了友情和浪漫的伴侶關係兩種關係模式裡，最高的喜悅及最大的心碎。這樣做會讓你看到自己的體質以及某些關係是否可能成功的原因之間的關聯。

使用這些提示時，請客觀並打從心底來思考。認識體質的重點，在於對自己和他人發展出更多的覺知。

從我們的經驗取出的所有一切，不管被標示成好或不好，都會引領我們走向自我發現的路途。

1、相愛對你的意義是什麼？在相愛時，你的感受是什麼？在第二部分中，我們提到了每個體質的動機和恐懼，而它們會延伸到人際關係之中。有哪些恐懼得到緩解（例如被拒絕、失敗、傷害彼此）？有哪些動機（例如外在的認可、生產力、改變）因為在相愛的關係中而受到餵養？

2、你在友情及浪漫的關係中最重視什麼？要讓你與他人連結，必須要有哪三件要素？和我們有關係的某些人會更突顯我們的力量，而其他人則會接手未完成的部分，在我們掙扎的生命領域中支持我們。注意你所重視或在關係中尋找的特質，如何與你的體質表現相關聯。

3、在關係中，你給出了什麼又期望接受到什麼？你如何支持他人，他們又如何支持你？知道自己在關係中的給予和接受，會讓我們更清楚體質間的相容性。

4、反思自己最大的心碎事件。你們之間發生了什麼事而造成分離？你失去了什麼？為何這份失去如此具有深意？伴侶的體質是什麼？

◆體質的陽性和陰性能量◆

在阿育吠陀的哲學中，關於陽性和陰性能量的概念，不管其名稱為何，都與性別毫無關係，而是存在於我們之內的兩極性。陽性能量反映出自信肯定、活躍、強烈、目標導向和支配的性質，相當於「太陽」或「加熱」等這些字眼。陰性能量是柔軟、養育、創意、直覺和被動。「陰性」也可被指為是「月亮」或「冷卻」。就如每個人在組成中都具備所有的元素一樣，每個人之內都具備了陽性和陰性的雙重性，也經常試著維持自己獨特的兩種能量的平衡。

三種體質都有著各自的陰陽能量平衡。風型人和土型人有著較強的陰性能量表現，火型人則有更多的陽性能量。很重要的是要記得，這些是所有人能量的一部分，而每個人不管是二元性別或跨性別，都具有這兩種能量，也可能會是任何一種體質。因為關於性別的特定想法已經長久存在於社會中（像是男人是領導者，女人是養育者），要是不去清楚了解這些能量或性別的流動性，一個人就會錯誤地結論出男人與生俱來就有較多的陽性能量，所以可能會是火型，而女人有較多的陰性能量，所以一定是風型或土型。因此，儘管考慮這些能量很重要，但必須將它們與性別分開。

風型

你能擁有的最具冒險性和最戲劇化的關係，會是跟風型人。這個具創意又自發性的體質，必然會帶來所有的刺激、興奮和驚奇。他們熱愛改變、熱於嘗試新事物、經常尋找生命中各方面的動力和刺激，而他們要跟你一起體驗這些。當與風型人成為伴侶時，你會去旅行、參加派對、去市集或節慶活動、做最後一刻的計畫，以及採納「嘗試各種事情一次」的座右銘。

風型人的夢想約會

在新餐廳用餐和自發性的餐後計畫，像是去參加慶典、街頭市集、打保齡球、看喜劇秀，或唱卡拉ＯＫ。

就像所有的體質，風型人也會在伴侶或關係中尋找與自己相同的性質。要和風型人享有長久的關係，就必須要有變化性、刺激的元素和行動，跟同樣的人一直去相同的餐廳用餐，是不足夠的。在某種程度上來說，他們在關係中享受甚至尋找戲劇性，以及主要的高潮和低落，像是每週的分手與和解。

風型人如此受到令人興奮的關係所吸引，以至於有時會誤認為那就是愛情。比方說，在認識某人的初始階段，他們會相信自己正在經歷愛的感覺；不過，那只是隨著認識新朋友而來的陶醉與興奮感。當這些感覺消退後，新鮮感消逝，事情就變成常規，風型人很容易向前進，尋找下一個讓他們以同樣方式感到活著的連結。於此同時，對風型人來說，最健康的伴侶是會帶來穩定、一致、常規等的人，這些狀態可以平衡風型的屬性，也正是他們自己在維持時會感到掙扎的。

如果你發現自己跟風型人處在關係之中，要知道自己正在與輕而具移動性的風元素連結在一起，你要接受並支持他們活躍的心思、對組織結構的挑戰，以及對改變的渴望。他們願意分享並談到自己的感情，但是要聆聽你的事情，對他們來說可能會很費力。當關係中出現衝突需要討論時，像是風型伴侶無法事先計畫、記得重要日期、準時抵達，或完成他們所承諾的，就會出現阻礙。你的風型伴侶很可能會仰賴你做計畫和組織。就算他們盡力而為，還是很難遵守時程表和保持空間的整潔。事實上，如果你和風型人同居，就會需要對打開的櫥櫃門、冰箱裡的空瓶和水槽中的碗盤，發展出忍耐力。這些都是真實風型人的信號。

由於風元素造成他們輕易且迅速地陷入或脫離愛情，風型人通常會有一長串的朋友、熟人和浪漫關係的名單，比其他體質更多；再加上無拘無束的天性和為數眾多的工作與嗜好，還有愛好旅遊，短暫片刻的連結必然會發生。但是，風型人不想要滿足於單身，因為陪伴（就算只是暫時的）都會有助於他們感到安全。

他們理想的伴侶，通常在體質中也具有風元素，與風火型或風土型人最適合，這些人會提供風型人自己無法找到的踏實性和方向性，這會讓風型人擁有興趣與需求相似的伴侶（所有讓他們感到完整的刺激、創造性和改變），但具備夠多的其他元素，有助於為關係本身和關係中的人們帶來平衡。

讓風型人更平衡的思考題

你是否記得自己曾深陷入一段關係的刺激中，但後來才領悟到你錯把一開始的興奮當成是愛，或只是因為太好玩（或仍處在蜜月期階段）而忽略了某些警訊？

風型人的心聲

＊我喜歡認識新朋友。

＊我比所知道的任何人，擁有更多浪漫的關係，以及認識的人和朋友。

＊儘管我想要長久的關係，但我會變得焦躁不安，而且很難保持承諾。

＊我為一份關係帶來的最強特質，是我的冒險感、開放的心胸，以及對適應或改變的意願。

＊我可能輕易陷入愛情，尤其是涉及刺激、興奮或甚至戲劇性時。當興奮感消退，我就開始失去興趣。

·火型

火型人知道自己在生命中要的是什麼，也知道在伴侶身上要找到什麼。這樣的結果就是，和火型人約會時感覺就好像是在接受工作面試。他們有辨明事情的天性，而這種態度會延伸到友情上，因此，在接受你進入他們的世界前，火型人會確保所有的注意事項都檢查好了。一旦他們接受了，就會讓你感受到特別和與眾不同。

和火型人的關係會帶來熱情、深度與爭論。他們是非常忠誠的夥伴，也會努力維持長久的關係。

♥火型人的夢想約會

在評價最高的餐廳，或當地可靠又最受喜愛的地方吃晚餐，以及參加獨家活動（你可以看到所有人，也會被看到），例如高度期待下的紀錄片，或是僅限邀請的博物館活動。

雖然他們欣賞伴侶關係，但不會倚賴。他們在獨處中看到價值，因為可以利用這段時間專注在自己的個人成長或事業上，寧可單飛，而非處在一份不會為生命附加價值或標記成功的關係中。雖然「花瓶老公」或「花瓶老婆」（註：指年輕且外貌良好）這樣的詞彙令人生畏，但火型人最有可能擁有這樣的伴侶。

擁有火型伴侶會帶來安全感。當談到責任時，他們喜歡帶領和做決策，所以你會覺得受到照顧

（除非你正好也是火型，這樣的話就會需要認真分配例行工作，以避免衝突）。火型伴侶會散發出足夠的自信，讓你連帶的也感到有信心，跟他們在一起給了你額外的穩定性。在口語表達情感上，火型人會很保守，因此你將會在他們所做的事，而不是所說的話中，找到他們表達出的愛情。若是收到火型伴侶送的禮物、提供的幫助和字條，請放心，他們是深深關懷著你的。

在此同時，如果口頭表達情意對你來說很重要，這個體質的人就不會是你的配對對象。他們可能不會如你喜歡的常常對你說「我愛你」或稱讚你的新衣服，因為他們只喜歡直接而必要的溝通。

在伴侶關係之中和同居時，火型人需要領導的自主權和空間。比方說，跟火型人的關係中，最大特徵是你會被告知沒有正確擺放洗碗機內的餐具，或是你會發現他們在你之後隨即重新安排洗碗機內的餐具位置。他們需要這類型的控制，才會覺得比較像自己，因為他們對領導的動力必須受到培育，才會感到平衡。如果這份渴望不能在生命其他方面受到滿足，像是他們的職業生涯，這一點就會變得格外真實。儘管如此，當重要的另一半提醒他們要柔軟、打破規則和有玩心，這樣的關係才會最健康。

火型人會與構成中同樣具有火元素的人，成為最好的搭檔（因為他也會對洗碗機裡整齊排列的餐具感到高興），但重要的另一半則不該具備等量的火型或相同的表現，因為當兩個類似的火風暴碰撞之際，結局將不堪設想。在火型人與火型人的連結中，其中一人必須願意放棄控制，而這不太可能發生。火型人更適合與風火型人的關係，風火型人會致力於達到火型人的期望，同時也願意讓火型人領導；或與火土型人的關係，火土型人也很樂於支持火型人的決定，以及聽從火型人的指導。

和風型人搭配的火型人，會從風型人好玩的天性受益，但會因為他們無法做決定和對組織結構有困難，而感到沮喪。和土型人的關係，會提醒火型人要慢下來和放輕鬆，對火型人的生產力天性是個很好的平衡。然而，火型人會在有更具生產性的事務要做時，覺得土型人太過放鬆，並對土型人的放鬆提出異議。

讓火型人更平衡的思考題

在友情和浪漫關係中，你通常是領導和做出決定的人嗎？這在什麼時候會創造和諧？什麼時候會引起衝突？讓你的伴侶領導，或在你的關係中經歷一些無法控制的事情，是什麼感覺？

火型人的心聲

＊我喜歡遇見人，但我會把自己的時間和精力，保留給有趣和激發智力的友情。
＊我擁有適當數量的朋友，也曾有過一般數量的浪漫關係。

*在伴侶關係中，我喜歡控制。這會造成衝突，因為我重要的另一半會感到自己的聲音未被聽到，或想要的事項和需求受到壓制。

*我在關係中所貢獻的程度，是透過我承擔責任、成為牢靠的決策者，以及關係中帶領人的能力，來關懷伴侶。

*雖然我想要處在一段關係中，但因為我依然尊重自己的獨立性，所以會保持強烈的界限。

土型

你的關係福杯將會因土型人伴侶而滿溢，因為他們充滿深情、忠實又浪漫。土型人的人格多數建立在患難與共上，也就是他們對別人關心的力量、愛心，以及溫柔支持的天性。他們會提供空間接受你的情緒卸載，並在你崩潰時幫助你重建。你會受到滿滿的關注。他們為關係帶來凝聚力；不想要衝突，而且總是要看到你快樂。這對和平及悠閒的渴望，使得你與土型人的關係是最具韌性的，可以通過時間的考驗。

土型人的夢想約會

在附近的安靜餐廳或在家中共進晚餐，之後舒舒服服地看一齣浪漫喜劇，或選擇拼圖或桌遊等，這類熟悉且古雅而非新奇又歡快的活動。

土型人在與他人之間有著深度連結時運作得最佳，但獨處也絕對沒問題。土型人不像風型人會希望他人為他們填補空間（土型人不喜歡過多的刺激）或提供所欠缺的土元素，土型人本身就很穩定。所以對土型人來說，與他人共處不在於依賴，只是單純的有人陪伴。舉例來說，土型人通常喜歡待在家中，蜷在沙發上看節目或讀書，但他們寧可跟你一起看節目或讀書（或有你陪在身邊做你自己的事），而不是獨自一人。他們理想中的關係是，能讓他們在相處時仍能獨處。

土型人會在與火土型人的關係上獲得滿足。雙方有極佳的相容性，因為都喜歡放鬆、平靜及和諧，但在混合中加入了些許的火元素，可以確保不會受困。土型人與土型人的關係也會成功，雖然配對中大量不動的土會有產生停滯的風險。最不相容的關係會是與風型人，因為雙方注定會有著截然不同的興趣、價值和習慣。儘管有些許的可能是風元素會為土元素帶來平衡，但土型人喜歡緩慢和穩定，會因為風型人快速移動的生活方式而焦慮不安。在風型人與其他體質結合時，這種焦慮不安比較不會發生，像是風火型或風土型，這些類型會有其他元素來安定風型人及給予組織結構。

讓土型人更平衡的思考題

回想自己在伴侶需要時給予支持或援助的情況。他們的感受是什麼，你又對自己付出的關心有什麼感受？現在想一想，當你需要支援卻不願要求的時候。如果伴侶能夠給予支持，你會有什麼感受？對接受伴侶的支持又會有什麼感受？

土型人的心聲

＊我有一群非常親近且認識很久的朋友。我幾乎沒有浪漫的關係。

＊在關係中，我尋求深層的連結，重質不重量。

＊當關係中產生改變或適應的需要時，我會覺得受到挑戰。因為我喜歡按照自己的方式安排，這可能會是讓關係停滯不前或卡關的原因。

＊我為關係帶來安全感。我很穩定、具支持性且成熟，而且享受關心自己心愛的人。

＊在關係中，我不需要刺激和興奮感。我希望是圓潤、從容又無戲劇性。

✳·風火型

和風火型人的關係既充滿冒險又實際，是一種強調對等參與和付出的伴侶關係。混合了尋求刺激的風型，以及以目標為導向的火型，風火型人喜歡有專注和玩樂的時間；比方說，他們滿足於在週間工作，並將社交活動時間保留在週末。

你永遠可以信賴風火型人遵守對你的承諾且準時出席。風火型人會高度尊重他人的思考和意見，想要確保你的需求受到滿足，而且他們也要你快樂。儘管這些討好人的努力，總是針對培育關係和包容你，但部分可能是出於自私自利。

♥風火型人的夢想約會

在音樂會或其他互動式活動（像是雙人藝術課）之前，到已經預約的最新餐廳用餐。

他們會調整時間表來配合你的，因為知道這麼做能贏得你的認可，即使在滿載的狀況下，仍會擔負起額外的責任。他人的認同增加會他們的自信，而且也是他們在找尋的外在認可。伴侶的幸福快樂，會被他們解釋成關係中的安全感；如果伴侶快樂，就會覺得在伴侶關係中腳踏實地。而當他們的付出受到互惠，就會感到安全和被愛。

有件事會阻礙與風火型人的關係，那就是風火型人的不安全感。正如他們經常對自己存疑，他們也會對自己的關係充滿不確定感。他們可能會常常擔心自己對伴侶是否足夠好，想知道伴侶對自己的感覺，並且會將小小的評論或舉動詮釋成發生問題的跡象（像是伴侶對自己失去興趣，或對別人產生興趣）。他們會自問，伴侶到底在自己身上看到什麼了，也會經常詢問伴侶，他們對自己的想法或感受。這會威脅到關係，因為風火型人總是覺得這段關係搖搖欲墜，儘管伴侶厭倦了要再三向風火型人確保關係實際上很穩定。

這種情況並不會一直出現在風火型人所有的關係中，因為特定的體質會比其他體質更善於提供這種再三的保證，但對於失衡或生活中沒有其他方面可以提供自信或穩定性的風火型人來說，這種情況會是個問題。

若伴侶擁有火元素，對風火型來說很理想，因為這種伴侶可以提供風火型人經常感到欠缺的方向性和安全感。所以，風火型人最可能在與火型、火土型，或另一個風火型的關係中成長茁壯。

我們在風火型人與風型人的關係上，看到較少的相容性，因為風型人會讓風火型人感到連根拔起；另外，土型人也是，因為他們沒有風火型人所渴望的火花或動力。風土型人能在風火型人感到沒那麼有安全感時給予支持，但如果風火型人在找的是幫忙做決定的夥伴，風土型人就不是適合的對象。

當你正在和風火型人交往時，他們可能不會想在工作日的晚間接受邀約，因為那會打破太多規矩，尤其是如果他們要做的事尚未做完時。不過，他們會準備好在週五或週六做任何事，因為規矩是週間要工作，而週末就可以外出和玩樂。風火型人喜歡社交，以及認識會分享好玩故事的新朋友。

讓風火型人更平衡的思考題

你會因為害怕分享完整的自己，導致自己被拒絕，而在哪方面有所保留？想像自己分享最真實的自己而且被接納。你的感受會是如何？你的浪漫關係和其他關係，會如何改變？

風火型人的心聲

＊我擁有許多朋友和認識的人，跨越了生活中許多不同的圈子和階段。

＊我曾有過數量適中的浪漫關係。

＊我在關係中很難繼續重視自己的價值，這部分來自我的不安全感。取而代之的是，我傾向於把伴侶的需求置於優先，希望他們會因此喜歡我而陪在我身邊。

＊我對關係最大的貢獻之一，是有意願找到對等和妥協的關係，也為此做好準備。

・火土型

如果你發現自己處在與火土型人的關係中，在愛中會很幸運。這個體質能培養出最真摯持久的關係。他們會選擇要花時間與精力相處的對象，而一旦他們對你產生興趣，就會投入其中。火土型人是盡心盡力且忠實的伴侶，也會設法做到付出且不會過度。他們有自己的身分，也尊重自己的獨處時光，所以付諸於你的注意力以及給予的支持，會讓你有自主權而不是蠻橫霸道。

火土型人的夢想約會

在布置樸素或親密的餐廳，或在家吃一頓浪漫的晚餐，接下來在公園散散步，去書店逛逛，或欣賞夕陽西下的風景。

火土型人可以是十分浪漫的，而他們也會透過有意義的表達向你示愛，像是手寫的字條或小禮物，或以行動表達，像是從洗衣店為你取回送洗衣物，或去雜貨店幫你買東西。他們會烹飪、清潔、修理東西，或是毫不囉嗦地幫你跑腿。

火土型人會把愛給每個人，但這份慷慨是有代價的。朋友和浪漫伴侶都會期待他們的可靠性，也會把火土型人視為自己需要時的磐石。火土型人擔心會造成他人失望，或讓他們最在乎的人誤以為自己不在乎他們，因此很難拒絕他人。這就會導致朋友和伴侶把火土型人的可利用性和意願視為理所當然，或許會進而侵犯到火土型人的界限。

當火土型人發現自己不得不求助時，最大的失望可能來自他們自己。當強壯堅定的火土型人尋求幫助，但他們的需求卻被伴侶漠視時，就會變得灰心沮喪。火土型人的付出來自真誠和無私的愛，但如果感到未受對方感激，就會悲傷和不滿足。

火土型人就像是關係中的O型陰性血液，一個與多數其他體質相容的通用配對者。火土型人具有非常內在又自治的體質，不會在關係中尋求感到完整，因為他本身就感覺相當完整（所有穩定且具自我指導性元素的結果）；他們在關係中最想要的，是像他們所提供的舒適和可靠那樣。

火土型人因為真摯和忠誠，會是其他火土型人最佳的伴侶，但是如果這份伴侶關係的其中一人受困，這個沉重的雙重水和土的關係會造成那個人（和這份關係）很難再獲得推動力（這在火土型人和土型人的配對中也會發生）。火型人也和火土型人配對良好，因為火型人添加入的火元素，會帶來剛好的燃料，適度地給予火土型人需要的推動力。

有著更多空和風元素的伴侶，很適合火土型人，能因為該元素的輕和移動性而平衡，但單純的風型人對他們來說會太過喧鬧。帶著樂觀和支持態度的風火型人或風土型人，對火土型人來說會像是一道清新的風，只要這兩類人不會像伴隨而來的空和風那樣，為關係帶來不穩定性和煩亂不安。

讓火土型人更平衡的思考題

你有多常犧牲自己的需求，來滿足伴侶的需求？是否會有中庸之道讓你可以滿足伴侶的需求，同時也聽到和滿足自己的需求？你如何與伴侶溝通這個部分，以及這麼做讓你有什麼感受？

火土型人的心聲

* 認識新朋友很有趣，而我也享受被其他人環繞，但我偏好有一個較小的、可以信賴和深度連結的朋友圈。
* 我曾有過少數持續多年的浪漫關係。
* 我對選擇花時間共處的朋友，非常挑剔。
* 當關係不和諧，或是詢問我在關係中需要什麼時，我很難說出自己的掛慮。我會將之保留在心中，導致壓力累積直到我生氣，對我和伴侶造成損害。
* 我會為關係帶來忠實、貢獻和奉獻。一旦我進入關係之中，就會全心投入。

風土型

風土型是為了伴侶關係而創造出來的。他們的力量在他人存在時受到增強，而他們也單純地認為，當有人可以共享時生命才會更加刺激。擁有伴侶會帶給他們安全感和方向感，也常常仰賴他們的關係以感到完整。風土型人不喜歡獨處，所以他們總是喜歡和朋友在一起，在沒有另一半時，會變得更加依賴朋友。

在關係中，風土型人不只會感到更加滿足，也會帶給伴侶無止盡的愛和支持。其他體質的人會覺得自己「必須」和伴侶一起參加活動，或「應該」在工作上幫助伴侶，但風土型人則是「能夠」做這些事，而且會帶著驕傲與榮幸去做。他們幾乎沒有火，代表許多風土型人沒有什麼自我。因此，他們總是欣然同意且心胸開放，十分願意配合伴侶的帶領及嘗試新事物。隨時準備好談話的風土型人，在關係中展現出溝通的力量，但這主要是為了聆聽伴侶或討論關係間的問題，而很少在於談論他們自己的感受和感情。

風土型人的夢想約會

在有趣的餐廳共進晚餐，接著在公園長椅上看人群、去看電影，或坐在咖啡店中，與伴侶共度珍貴時光。

了解了風土型人在關係中的舒適，就很容易看出他們如何掙扎於當伴侶或朋友不在自己身邊的時候（無論是實體、後勤支援或情感）。當另一半接了大案子，需要多花時間在辦公室時，沒有兩人共處的時間，風土型人會開始感到寂寞和失落。如果這種情形長達數週或數月，或又加上朋友無法一起去旅行或有其他義務，風土型人的孤獨和失去方向的情況會增強。風土型人不會獲得獨處的經驗和學習如何應對，反而變得焦慮和沮喪，往往會失去自我。

根據你的看法，也根據你的體質，你與風土型人的關係可能很容易或是需要下很多工夫。對任何喜歡帶領和做決定的人，像是火型人，風土型人就會是很好的伴侶。對於要由誰決定晚餐吃什麼或去看哪部電影時，絕對不會產生爭議，因為帶有最多火（和意見）的那一方會做出決定。但同樣的事，如果風土型人跟不喜歡被如影隨形的風型配對時，或是與同樣渴望成為支持系統的土型或另一個風土型配對時，就會成為挫敗感的來源。在後者的狀況下，永遠不會做出決定。

總而言之，風土型人需要帶有火的伴侶提供方向與動機。風土型人會覺得與風火型或火土型人有最佳的相容性，因為這兩種體質都擁有風土型人欠缺的火，但不是純粹的火，火型會讓喜歡隨遇而安的風土型感到太強烈。

讓風土型人更平衡的思考題

另一半不在時，你是否感到失落，尤其是在他們追求自己的興趣和熱情時？想想那些身為伴侶時分享的興趣、活動和友情，以及那些對身為個人的你來說獨特的事物。如何才能讓你在關係中茁壯，同時又能維持自己的自我？

風土型人的心聲

* 我可以和任何人結為朋友。我擁有許多朋友和認識的人，但同時也擁有許多從小就認識的朋友。
* 在找到現在交往多年的伴侶之前，我曾有過許多段短期的關係（持續數週或數月）。
* 在關係中費力保持自我，對我來說不罕見。在為了支持他人所做的每件事中，我會失去自我感。
* 在關係中，我最大的貢獻是支持、幫助和擁護伴侶的潛在能力。儘管在任何關係中，我都不是天生的領導者，但我會是最好的軍師。

三型體獨角獸的愛情關係

三型體獨角獸不是所有體質中最社交或外向的（他們在光譜中大多都處在中間位置），但和其他人相連結對他們來說輕而易舉。這個體質毫無疑問與所有體質都相容，而元素上的組成不只給了他們人際關係之間的才能，也包括了全面的興趣，他們相對地很容易討好。

三型體獨角獸的夢想約會，不必是在特定地點或做特別的活動；他們會適應並配合你所計畫的任何事。

七型人的行事風格對照表

七型人的守時性

風型 風型人較常遲到而不是準時。這是因為他們容易分心的天性和難以遵守時刻表。

火型 火型人基於完美主義的天性，非常守時。不過，火型人主要以自己為優先，所以有時會遲到。他們認為自己的遲到只會影響到自己：他們相信自己正在做的事更重要（而且會在離開前塞滿太多具生產性的事），或是別人可以等待。

土型 土型人通常比較早到，因為他們喜歡從容不迫。要是時間抓太緊，代表需要倉促行動，而這會讓他們感到不安。如果他們偶爾遲到了，只是因為行動緩慢的緣故。

風火型 風火型人會準時，多半是因為他們害怕不準時的後果。如果遲到了，就會聽到他們怪罪別人或無法控制的事。

火土型 火土型人會準時抵達，或是只遲到幾分鐘。他們盡力了，但他們就是不喜歡倉促行事，而且又不太會估算時間。他們具有類火型的完成工作的決心，但又具有類土型的緩慢天性，因此事情總是會拖延多一點時間，但他們在進行下一件事前，會想要把手上的事完成。

風土型 由於不想讓任何人失望的強烈動機，風土型人會早到或準時。

七型人的旅行風格

如果我們一定要分類，考慮到行動和所牽涉的改變（有時正如風的字面意思，是搭乘飛機旅行）充滿了空和風的元素，旅行就是一種風型般的活動。其中具有一些火型（火和水），因為旅行總是需要計畫，而如果旅行是放鬆的假期，就再加上一點土型。

風型	風型人旅行是為了冒險。他們不喜歡計畫或行程表，而是寧可見機行事。他們在打包時，經常會忘記某些必需品。
火型	你可以把火型（pitta）的 p 想成各種東西，像是：計畫者（planner）、有準備的（prepared）、完美主義者（perfectionist）、有說服力的（persuasive）、精確的（precise），這全都跟旅行相關。他們總是比其他人更快研究想去的地方，通常包含了教育或歷史意義。他們所規畫的行程表中，每天早上都要設起床鬧鐘。忘了帶牙刷或雨傘？火型人會多準備一些，讓你可以借用。
土型	土型人旅行是為了休閒。雖然會有想看的景點，但他們把休息、放鬆和進食的體驗視為優先。你可以預期賴床、下午茶時光和晚一點的晚餐。雖然這個體質的人不會過度準備，而且會將打包時間拖到最後一分鐘，但絕對不會忘了打包他們的舒適。
風火型	這型人旅行時的計畫很少，但他們喜歡保留選項，因為很可能隨時會改變主意。他們喜歡參觀那些「一定要去」的地方，但也喜歡探索的刺激。在打包行李的時候，他們會忘掉部分必需品，但會多帶襪子和內褲。如果是搭飛機，他們會不斷地重複確認起飛時間，因為會忘了航班時間，或擔心記錯時間，將會錯過班機。
火土型	晚起和很晚的晚餐，火土型人以緩慢而帶著意圖的方式旅行。雖然他們不會事先安排行程，但心中總有一、兩件事是不想錯過的。其餘的時光都會花在午後的咖啡館和美食饗宴中。至於行李，他們會帶任何覺得想要或需要的，也會隨自己的意願花時間打包。
風土型	最不可能自己旅行的體質，風土型人總是搭順風車跟著旅遊。他們可以跟著你的計畫走，只要告訴他們要帶什麼，他們就會有備而來，但他們在一天之內會需要自由時間，自己去探索或休息。

七型人的購物風格

風型

風型人傾向迅速且經常性的往返店裡。他們常會忘記購物單或分心，最後沒有買到所需要的東西，只記得一半的食譜。

火型

火型人會很有策略地安排購物日，攜帶購物單並根據所列之物購買，而且堅持為自己的物品裝袋，因為他們想要東西「按照正確方式」放置。

土型

土型人會悠閒地在店內行動。他們會帶購物單，但可能在購買過程中添加物品，特別是看到喜愛的美食。

風火型

風火型人通常會帶購物單，但可能還是會忘掉單子上的某樣東西。他們會猜測哪個結帳櫃檯的隊伍移動得最快，如果移動得太慢，就會換到別條隊伍一或兩次。

火土型

火土型人會帶著購物單抵達店裡，但可能會因為在打折或想款待孩子或家人，而購買額外的東西。他們會在走道上幫助他人，也會安分地排在一開始就選好的結帳行列中，就算結果是最慢的那一條也一樣。

風土型

不管風土型人有沒有那張購物單，最後都會購買超過原本打算要買的數量。他在週間可能會去店裡好幾次，不是為了買家人臨時需要的東西，就是去買家人想要嘗試的有趣食譜中的材料。每當他們購物，都會和結帳人員或隊伍中的其他人交談（或成為朋友）。

七型人的數位世界生活

科技、社交媒體和相關設備，已成為現代生活的中流砥柱。這些事物不會離開，但不代表每種體質會對使用這些東西感到認同、理解或覺得自在。我們來看看體質是如何習慣生活在數位時代。

風型	科技設備和社交媒體是一天當中很好的注意力分散物，但風型人不知道如何使用設備中半數以上的功能，因為他們的注意力只能持久到學會自己常用的功能。
火型	如果科技代表進化和進步（兩者經常攜手並進），那就放馬過來吧。他們會擁有最新的智慧手機款式，以及下載最新的應用程式細節。
土型	科技是變化中世界的一部分，但變化中的世界不是土型人生活的世界。就像搞不清楚如何打開筆記型電腦或上傳檔案的老人刻版形象，土型人抗拒學習如何使用設備和新科技。
風火型	風火型人的腦袋就像新科技般，思考敏銳，而且是用來解決問題。他們很快就學會科技，當整合新應用程式時，很快就能適應，但也會懷疑自己的技術層級，並擔心如果應用程式當機時要怎麼辦。
火土型	他們會適應數位化和使用設備，只要不要強迫他們去做。確保給予他們足夠的時間，去研究哪種工具會是最好的，以及閱讀使用手冊，以學習所有的詳細內容。
風土型	如果大家都在用，他們就一定是其中一分子。他們會運用科技和設備，但主要是為了與其他人保持關聯性。

七型人的電視之夜

風型

沒耐性能坐到看完一部電影或一集影集。偶爾觀看，但很容易受不了沒完沒了的劇情。

火型

偏好紀錄片，但不管選擇了哪種類別的節目，都會邊看邊做具生產力的事（帶著源自放鬆的自我羞愧和罪惡感）。

土型

可以跟他們一起追劇。自己看或和他人一起看，都很開心。

風火型

努力不在伴侶缺席時看下一集，但因為無法決定要看什麼別的，所以屈服，然後試著掩藏事蹟。

火土型

會對評論做一點研究，之後才進入放鬆狀態來看一集。

風土型

想要和你一起看，而且由你選擇節目。

Part 4

未來前行之路

第13章

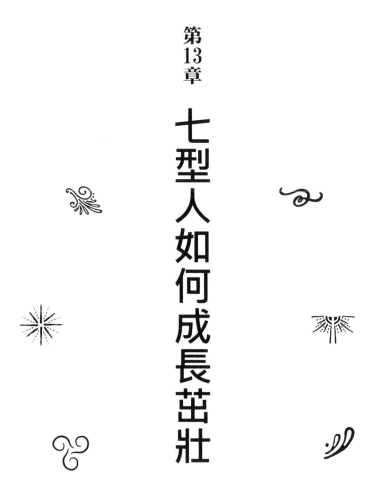

七型人如何成長茁壯

到目前為止，本書已經透過了解你的體質，提供了幫助你達到新層面的自我覺知。或許你需要沉浸在那個階段一陣子，看看自己的力量和弱點如何在真實世界裡演出。試著再做一次第二章中的體質測驗，重讀某些篇章，或是，坐在公園的椅子上觀看人們，來看看你在他人身上觀察到哪些體質。當你準備好為了成長來探索自己新發現的機會時，這一章會提供每種體質在工作、愛情和生命裡的目標和行動重點。不管你在哪一段體質旅程中，都會有成長茁壯的機會！

這個章節是關於成長與支持，而不是修理或隱藏任何事。正如你已經學到的，我們都有自己的力量和弱點，即光明面和陰影面。但是，要是你把沒那麼想要的屬性當作需要矯正的弱點，而不是成長和平衡的機會，就會毫無收穫且感到沮喪。我們需要確保自己的陰影面不會阻礙運作的能力，或是成為失衡的潛在來源；我們可以在這麼做的同時，仍然頌揚自己所有的特質。

在本章中，有許多對每種體質在工作、愛情和生命中成長方法的建議。與其一次處理全部而感到不知所措，以至於乾脆不去嘗試，你可以考慮以下的方法：

- 從你覺得生命中可以受推動的一般面向開始（例如每日的生活、愛情或工作），但也要想一想某些你感到最費力或可給予更多注意力的領域中，某些更特定的想法、感受、情緒或行為（例如：無法在工作上專注、感到不滿足、對心愛之人的憎惡，或動機的消退）。
- 探索你的體質如何成長茁壯的章節。選擇你最有共鳴的一或兩種建議，也就是那些你覺得可以做到，以及對你所選擇要專注的領域是有效的。如果找不到最適合的，就利用條列出的項目當作靈感來創造屬於自己的方法，或者讀一讀對其他體質的建議，因為所有體質的一部分都存在於我們之內。

・決定你如何將這些關於成長茁壯的建議，整合進自己的生命中。容許自己以一週的時間，嘗試這些建議來做評估，並以兩週來持續練習你的新洞察力和方法，然後重新評估。若要修正我們的生命，需要花一點時間，重要的是從小處緩慢著手，如此一來，當我們在實現改變時，可以與自己的感受協調。如果在這一段時間過後，你還是不覺得自己走對路了，就可以輕鬆地更換及嘗試新方法，而不會受到傷害或中斷。

發掘自己心思的錯綜複雜之處，以及學習對自己寬容，是連結周遭的人（包括新認識的人和老朋友）的簡單練習。因此，這個過程不只是對自己的體質更精通，也是發現他人體質的方法。開發這個才能，會讓你更容易地察覺到心愛的人是否需要額外的支持，以及自己的超能力要如何發揮用途，或者要去哪裡向他人尋求幫助。

雖然本章對你在任何一天的互動上都是個全方位的工具，但在考量生命中扮演重要角色的人上，尤其有助益。盤點你經常連結的不同人們。從第三部分，我們可以看到，有些人可以是比喻上的好舞伴，而其他人則經常踩到你的腳趾頭（或者被你踩到）。你無法建立一個只有你的理想體質對象存在的世界，了解每個人獨特的價值，就像是在每個季節都感覺到喜悅一樣，會讓你與他人和自己的關係都更加良好。

至於在支持他人方面，要記得的是去尊重他人的弱點，並給予需要的善意，而不至於讓自己失衡。在對他人更加敏感體貼並認知他們處在自我發掘的道路上這方面，你的特質如何提供幫助？又在哪些部分需要更有覺知地檢查自己的陰影面？只有在你可以保持界限並避免犧牲自己的需求時，給予關懷才會是有幫助和健康的。「願意屈服」唯一會有用處的情況，是它不會打斷你自己的穩定性和造成你的崩潰之時。竅門在於，以真誠支持的精神照顧他人，而非只是容忍。擁有能量來支持他人，代表維持自己身心狀態良好且精神充沛；如果你自己不成長茁壯，就無法幫助他人成長茁壯。

自學提示

為他人出面

有許多事是我們不需要他人的幫助就可以做到的。人類的連結是健康必要的成分，而身為關係、家庭或社區的一分子，需要我們在他們需要支持時為他人出面。當朋友、同事和親愛的人正在掙扎且需要幫助時，會有哪些徵兆？你如何前往援助？你喜歡從他人那裡接受到哪種型態的支持？誰會給你支持，又會如何給予？

・風型人

創造和容納

具有創造和探索的能力，對風型人來說是必要的，但若沒有組織結構來容納，就會讓他們的身心能量變得潰散以至於耗盡。所以，儘管創造力是必要且不該被放棄，卻不能沒有每日的錨定、書擋和地標，來讓風型人腳踏實地。

這可以用時程表的方式呈現，就不會過於僵硬或限制：比方說，工作或職業生涯的時程表中，包含了健康與自我照護的時間。對某些人來說，這可以是規定睡眠與用餐時間，並盡可能地遵守；對其他人來說，則可以是確保一致的早晨和晚間常規，讓他們有意識地感受到一天的開始與結束。制定常規會傳送訊息給身體，使其與自己的自然韻律保持同步。

時程表是最不討風型人喜歡的事情之一（光是這個詞就會讓他們全身緊繃），但時程表會為自發性開創空間，而自發性是最吸引風型人的事之一。

一旦他們將不可轉圜和絕對性，以可靠的方式置入每日的生活中時，他們的自由時間就會被明確地畫出來。這就代表著，他們對於時間的利用需要做更少的決定，也會較少體驗到在最後一分鐘才匆忙完成事情的壓力（或處理完全未進行工作的後果！）

+如何支持風型人+

如果你不是風型，在風型朋友、同事或所愛的人學習創造和容納的過程中，你有一些方法可以協助他們。當他們遲到、錯過約會，或搞丟東西時，對他們要手下留情。這不是要你放過他們，但是，了解到他們不善於計畫和組織，就是一種支持了。既然你知道他們很難準時，就在與他們的會面上多留一點時間。給他們溫和的提醒，讓他們保持在正軌上：「今晚晚點見了。」「期待我們明早上十點的會面。」「我在櫃子上看到你的鑰匙，你要出門時，記得鑰匙就放在那裡。」最後，試著不要以太多的細節或決定，或是給他們過多的選項或機會，讓他們忙亂的頭腦不知所措。

三思而後行

風型人是最衝動的一種體質，必須讓他們對所有新鮮和不同事物的吸引力，受到控制。雖然他們需要經常性的更新與改變的感受，才會覺得完整，但無法暫停和解析什麼事項單純是誘惑或分心之事，以及什麼事項值得去追求，將會導致他們無法完成工作、在關係中欠缺承諾，生命整體的方向感也會減少。

不要因為每個發光的機會（閃亮的物品！）而分心，這對風型人來說是個進行中的工作，但重要的是，風型人仍舊需要練習耐心及謹慎。其中一種方法是撰寫一本「想法日誌」，因為風型人就是以經常發大夢想而惡名昭彰。風型人可以每天都寫下關於新計畫和冒險的想法，之後每隔一個月或一週來檢討，決定哪些事項值得實踐，還有哪些單純只是當下的想法。這麼做不僅可以釋放思想上的雜音，也可預防風型人太快投入某些事。

另一個方法是將刺激和冒險，保留給生命特定的區域。舉例來說，在事業、家庭或關係中尋求新奇或興奮，或許不會比透過其他出口來尋求更健康，像是為廚房牆面塗上新色彩或是去度假。

如何支持風型人

若想成為風型人的支持和判斷力之聲，你必須了解到，他們要在生命中追求改變和新鮮，才會感覺像自己。不要全面去勸阻，而是要成為他們的參謀。讓他們向你暢談自己的想法，你再提出可以幫助他們做出最明智選擇的問題，讓他們反省在生命中何時做出的改變是好的，何時所做的決定會造成他們離開正途，並且討論改變是否真的有必要。

若要支持他們以細心留意的方式做出改變，那麼當他們真的投入某件新事物時，一定要詢問他們，需要你為他們做什麼。幫助他們衡量留在現有的工作或接受新職位的好處與壞處，但也要找出當他們開始為新公司工作時，會需要什麼。討論結束一段十年的關係可能會如何，並詢問如果這件事真的發生時，你要為他們做什麼。

穩定地行事

風型人的超能力是實際行動，而這是讓他們腳踏實地和保持專注的盟友，但正如風型人需要保持平衡的一些事（像是創意和改變），一旦過度了，就會造成他們感覺失去平衡。他們這份超能力的解答，就是知道如何及何時付諸行動。

風型人想要行動的主要線索是，當他們感覺到過度活躍或心神不寧時。雖然這種熟悉的坐立不安感不一定可預測，但通常是有模式的，或許會發生在風型人嘗試專注一段比較長的時間、坐太久之後，或是下午多數人都可以休息一下的時候。

儘管風型人可以坐等無法專注的感覺產生，但超前安排運動和休息，比較有意義。當這種時機發生時，風型人選擇的運動類型，最好是能帶來平衡，或是能與其感受有所抗衡的。如果風型人所經歷的是稍縱即逝的想法時，可以嘗試緩慢有條理的運動，像是散步、瑜伽練習、氣功。如果有反覆沉思或憂慮的情況，風型人需要讓自己更腳踏實地，可以試試舉重，或是坐著或躺在地上進行伸展運動。

+如何支持風型人+

身為風型人的知己，你或許不需要提醒他們去運動，但可能需要提醒他們做相反的事，也就是慢下來，在靜止不動中尋求舒適。你可以透過他們快速移動的眼神、迅速的說話方式或坐立不安的樣子，猜測出他們的頭腦正以最高速行進。

但是，要求風型人停下所有的動作，會讓他們相當不愉快，而且會造成更多的焦慮而不是鎮靜，所以不需要命令他們靜靜坐著或安頓下來。取而代之的是，你要成為安全又平靜的存在，來回應他們的指標行為。覺知你自己的呼吸和習性，藉著將呼吸緩慢下來，並根植雙腳於地面，把焦點放在你的雙腳如何保持你與穩定的土地元素連結。

由於風型人的能量令人興奮和陶醉，很容易讓人陷入其中，但對風型人來說，行動會招致行動。如果你能在他們的旋風中讓自己保持站穩腳步，才會對他們有所幫助。

・火型人

柔軟與分享

火型人有許多傑出的特質，像是精神敏銳度、領導者才能與動力，都與他們的敏銳一致。對於讓火型人感到處於良好狀態和在自己的領域中，「敏銳」這個屬性是必要的，但其帶來的強度會令他人生畏或厭惡。火型人的敏銳帶有極端的特性，只能有對和錯或黑與白，這就造成嚴厲的情況，會傷害到自己和周遭人的安適感。當火型人想要變得柔和時，就會更容易保持自己的鎮靜，以及與他人的連結。

對火型人來說，記得「不會只有一種方式」是很有幫助；就像水一樣，可以強壯，也可以柔軟。計畫、組織，以及像雷射般聚焦在目標上，會擄獲火型人，讓他們為了追求完美而做出許多犧牲。當他們為了尋求完美而開始構築時，敏銳度也會跟著增加。如果火型人能夠透過感情和易受傷害的外在表現來變得柔和（這些是他們視為軟弱的表現），就可以為自己省下很多的心碎情況。願意顯露出自己容易受傷害，尤其是在他人面前，這提醒了他們，自己也是人類。這有助於讓火型人保有實際的期望，避免他們過度逼迫自己，讓他們更容易接近和與他人連結。

如何支持火型人

當你注意到火型朋友、同事或所愛的人，變得如剃刀邊緣般銳利時，你可以透過讓自己成為他們柔軟的著陸點，來支持他們。不要被拉入他們的強烈度之中，像是試著跟上任何對你來說不切實際的期望，或是在他們感到沮喪時爆發負面的對話，而是要守住自己的沉著狀態，並展現你自己的弱點。

跟火型人分享自己必須尋求幫助時的故事，透露自己曾經犯過的錯，或是揭發自己的一個惡行或試著要改變的壞習慣。要願意流露出你的情感，包括悲傷和喜悅的眼淚。如此向火型人敞開，會營造出團結一致的氣氛，讓他們感到安全，覺得自己可以做出同樣的行為。展現真誠的體貼和關心，是軟化火爆火型人所需的方式。

帶領且聆聽

因為火型人對自己的能力和技術十分肯定，要讓他們在帶領的同時，也容納他人的想法、思考和情感，並且達到平衡，這是很困難的。在許多情況下，他們要求事情得依照他們的意思完成，而且不太相信他人會把事情做好。在元素層面，這種動力會造成火與熱的增強。在實際層面，這會把他們與其他人隔離，因為沒有人喜歡與不相信自己的人相處。剝奪火型人的領導角色，並不是好事，因為這個角色養活了他們的靈魂；不過，若火型人在帶領時聆聽，就可以避免熱的蓄積而能停留在好的地位。

聆聽代表除了培養自我覺知外，也能傾聽他人。當火型人對老闆、員工、伴侶或家庭成員感到沮喪、憤怒或批評時，往往源自於他們自己的生命中有事情出差錯了。當他們尚未意識到這個狀況時，就很容易會歸咎於他人，而這樣只會讓不信任的循環繼續下去。領悟到「他們的抨擊是因為某些個人狀況」的過程，需要耐心、意願和開放的胸襟。

火型人需要能以客觀的方式，反映出他們的情感和過去的互動，也要注意到自己的憤怒所設下的語調，會讓以清晰的頭腦來進行困難的對話，或是接受對他們不利的結果，變得更具挑戰性。當他們能看出這樣的模式，就會在此狀況將要再度發生之前，更輕易地辨識認出來，進而在說話之前停頓，或是讓自己脫離這個情況，以釋放壓力。

當火型人停下來聆聽自己時，就更容易在精神和情感上為他人存在，也能容許每個人學習和成長。火型人的員工會覺得受到授權，火型人所愛的人會覺得被看到，而火型人自己則會領悟到，和別人合作比跟他人對抗是更具永續性的事。

+ 如何支持火型人 +

如果你不確定自己是不是火型人，但能在同事或朋友身上強烈看出對方是這一型人，你可以考慮運用一些能促使他們更信任你的方式，來發揮他們對領導的渴望。第一也是最重要的是，這要來自對你自己的認識和信任。對自己的能力越精通，就越能溝通你的需求，火型人也會對於讓你處理

風型 火型 土型 風火型 火土型 風土型 三型體

各式各樣的責任感到自在。你的自信心會很有幫助，但你會發現火型老闆或伴侶仍舊未能放開來聆聽你的意見或建議。

火型人往往過度熱衷於自己的想法，而不會去考量你的，所以你可以哄騙他們，讓他們認為你的好點子實際上是他們的。從撒下種子開始，接著幫他們在個人層面上想像這個點子並與之連結。這並不是要你刻意去操控他們，也絕對不是在建議你要交出自己的智慧財產權，但這是幫助火型人對新想法（不是他們的）開放的第一步。

具生產力，但有玩心

雖然火型人自己看不出來，但是他們本身比文憑和薪資更有價值，被愛的程度也比他們的成功多更多。儘管鼓勵火型人的生產力，能支持他們天生的熱情和驅動力，但火型人也需要去玩樂，但不是以「工作得多，玩得也多」的方式。火型人不需要把事情做到極端；而是可以在完成待辦事項後插入一些玩樂，也可以在所有具生產力的事上，以帶著玩心的方式進行。

雖然火型人不會在對等的工作與玩樂中找到平衡，但可以在每天或每週抽出一點時間投入「不事生產」或「毫無目標」的事。這些時間是單純用來玩樂，或是做一些被認為是無聊的瑣事。我們可以預期火型人會被這個建議嚇到喘不過氣地倒退，或是看起來對這個建議開放，卻又開始對毫無目標的時間去計畫做一些事。火型人應該在當下選擇做感覺好玩又滿足的事（除了工作），而非去計畫或有所期望。

+ 如何支持火型人 +

你可以透過跟他們一起計畫一個玩樂約會，來幫助他們。讓活動不帶有競爭性或任何可能誘使他們去衡量進度的事，像是慈善活動的義工、外出散步、到果園採蘋果或一起烤餅乾之類的活動，都很適合。不管你邀約他們去做什麼，都要讓他們的注意力放在過程和經驗上，而不是最終產品。讓他們自己決定的話，就會將生產力與所做的所有事情連結在一起。

要注意，他們可能還是會找到方法將目標與任何活動相連結（像是募集最多的金錢、走得最快、採最多的蘋果，或是烤出尺寸一模一樣的餅乾，或是以最完美的方式裝飾），但有了你的幫助，他們將學會去容納可以修復自己和為自己充電的悠閒及玩樂。火型人可能還會發現，多一點玩樂能幫助自己減輕壓力，最終獲得更多的成效。

・土型人

定期改變

火型人喜歡擁有常規，而土型人本身就是常規。他們對一致性與舒適的喜愛，使得他們每日的行事內容十分標準化，這種對其他人來說單調無變化的感覺，對土型人來說簡直是天堂。這樣很好，因為維持常規確保了我們每日的型態與韻律，就像是大自然的循環一般。但土型人在常規對他們有所幫助時，就不會渴望改變。如此一來，他們的常規不再是一條健康的道路，反而成了讓他們陷入失衡狀態的鴻溝。

土型人會享受他們所需的舒適與一致性，這能讓他們保持平靜，並且能夠激勵事情保持往前進的軌跡。這可以藉著建立定期自我檢測的時間，以評估狀況，再度確認他們在生命中的方向，以及考慮他們的常規是否全力促進了他們的安適感。由於我們的需求會在不同的季節和生命階段改變，而可預期的改變很容易應付，這類的定期改變非常適合始終如一的土型人。

如何支持土型人

因為土型人特別喜歡依照他們自己的步調做事，在他們準備好求助時，你隨時在旁是很重要的。如果你催促土型人，就會遭遇強大的抗拒，往往會造成他們毫無行動或是往你希望達成的反向發展。所以，與其要土型人採取行動，不如從他們身上找出準備好的跡象（例如，將運動視為優先、研究健康的飲食、加入互助小組、詢問建議的治療師）。

如果土型人不直率地要求你幫忙，你可以詢問他們，什麼是成為他們的支持者或可靠伴侶的最佳方式。不管你是在場邊大聲加油，或是陪在他們身邊當隊友，他們都不想讓你失望。對於已經建立好的常規做出改變，是非常個人的過程，但總是有餘地可以接受來自朋友的幫助。

給予和接受

土型人的培育和照顧的傾向，讓他們處在給予的主要地位，但因為他們習慣於給予又不常接受，當他們的善意獲得回報時，會掙扎於要不要接受。沉重的土元素給予土型人其他體質所沒有的豐富，但就算是他們，也需要再把杯子裝滿。當給予超過了所接受的量，會讓他們感覺空虛，並且造成他們忽略了照顧自己，最終縮減了保留用來照顧自己和他人的能量。

「接受」是需要練習的。對一個在他人提供幫助時習慣拒絕，或是被給予特殊事物時感到自己不值得的人來說，先學習接受較小的事物，會有所幫助。他們可以考慮帶著自信接受讚美，或開始撰寫感恩日誌，並且每天寫下至少一件讓他們感恩的事。對於希望身邊的人都快樂且充滿愛心的土型人來說，他們需要記得大家都願意幫忙，而能夠接受這樣的幫助會讓他們感到更好。

+ 如何支持土型人 +

如果你認識在接受上有困難的土型人，你能做得最好的事，就是繼續給予；他們在練習接受上，不能沒有你！從小事開始，給予他們真誠的讚美，或是不經意的善意行為。寫封信或一張卡片寄給他們，為他們烤餅乾，從自家院子剪下新鮮的花並帶給他們，或表明他們有多漂亮，或是你有多欣賞他們的耐心。你也可以試著回報他們給予的方式，在他們給予你時，當個模範接受者，對他們表達出你的感恩與讚賞。這會讓他們有機會優雅地接受，並把它當作獎勵，你也會在過程中與他們建立起更緊密的關係。

激勵與循環

土型人固有的緩慢和靜態的特性，讓他們（和身邊的人）在過度忙碌和過滿的行程中腳踏實地，但是，他們欠缺火元素來提供行動的火花，很容易停滯不動。此外，他們對於停滯不動會感到相當舒服，所以他們的惰性招來惰性。因此，對土型人來說，找到保持受激勵和行動的常態方式，對他們的健康和平衡是很重要的。

在最基本的層面上，運動對土型人來說是關鍵。運動一個人的身體，不只增進身體的循環，也會藉著心理運作的時間來釋放腦中的淤塞。當土型人認可運動會讓自己感覺更好時，他會喜歡運動（雖然常常要哄騙他們去運動）。因此，一旦他們開始運動並將之加入例行公事中，就會繼續保持下去。最難的部分是讓他們開始運動，有鑑於此，他們應該從小量運動開始，像是走幾條街或伸展十分鐘，然後慢慢增加運動量。要應付大量運動的想法，會讓土型人感到害怕，並且在嘗試前就決定放棄。

如何支持土型人

身為土型人的伴侶或知己，把自己當作是他們的啦啦隊。在他們準備好投入行動時，給他們鼓勵的話語，並在每個小小的里程碑都給予讚許。運用讓他們感到舒服的事物來獎勵他們，像是一頓家常菜，或是來一場咖啡約會。你也可以藉著參與他們的努力來激勵他們。陪他們去上健身課或散步，但讓他們選擇活動，並容許他們照著自己的步調進行。你最不想做的，就是讓他們洩氣或嚇到他們。儘管你應當以鼓舞和激勵來彌補他們所欠缺的火元素，但要記得你的工作是鼓勵，而不是告訴他們去做什麼。

✳·風火型人

以毅力解決問題

風火型人在緊急狀況中表現傑出，總是會清楚而有效地快速行動。在我們對嚴重問題需要迅速反應與快速解決方法時，最需要去找風火型人。而正如我們倚賴風火型人，他們也需要親手處理這類狀況來成長茁壯和感覺完整。但是，風火型人生來是為了速度，不是持久力，他們將身心精力用於危機和緊急狀況的時間很短暫。風火型人要是不認清這一點，就會發現自己處於耗盡的狀態，感覺好像一陣強風把他們的火撲滅了。

風火型人能夠以毅力和步調來解決問題，也具有看到計畫完成之樣貌的遠見。敏銳迅速的風火型人喜愛展開新事物的興奮感，而且可以從計畫的開始階段獲得像在處理緊急事件般的腎上腺素激增。但不是每件事都是緊急事件，因此風火型人必須了解維持或完成該事情所需要的步驟、時間及資源，而不是一頭熱地去做。

當風火型人打算多加一件事到行程表的時候，攜帶一本計畫筆記本做為參考，會很有幫助。如果約定的會面以及需要分配給職責的時間，在筆記本上都已經清楚地標示或是以顏色區分，提供了他們有多忙碌的正確視覺表現，這會特別有幫助。然而，就算有這樣的計畫筆記本相隨，風火型人還是需要練習在答應之前說「讓我先看一下行程表」。如此一來，他們就會產生改變，開始深思自己是否有時間和耐力，去參加另一個讀書會、工作任務、委員會、健身計畫或與朋友的約會，因為風火型人經常在參加後發現自己一次要面對太多事。

+ 如何支持風火型人 +

對於生命中的有韌性但沒有持久力的風火型人，你可以把自己想成是馬拉松賽程中的補給站，而他們是跑者。他們已經承諾要參加比賽，也會竭盡所能，但需要停下來，好讓你給他們一杯電解質飲料或一片絆創貼布。或許他們不知道自己是否或何時會需要你的支持，但如果你懂他們，就能夠預測出他們將會需要什麼以及何時需要，有助於你在所有正確的位置設下補給站。

由於通常都是工作計畫或家庭義務讓風火型人的行程表滿溢，他們可能會更聚焦在責任上，而不是基本需求，而這正是你可以填補的地方。和他們一起設立時間表來送餐或生活雜貨，或是把與朋友的約會和跑腿辦事合併在一起。就像你知道他們需要休息來補充體力一樣，你也應該看出或許現在不是邀他們出來吃午餐或參加特別活動的時間，尤其是你知道他們不想錯過，也很難拒絕。

選擇你自己的快樂

風火型人會質問自己的價值，並且以外在來源做為自我認可的一種形式。他們對自己有很高的期望，也非常在意他人的意見和想法。「自我覺知」和「意識到他人」是很好的特質，因為那會促進個人成長和對他人的敏感度。但當這種情況導致風火型人質疑自己的能力或調整行為，特別是根據感知時，就會抑制快樂且變得不健康。對風火型人來說，他們真的很可能會欠缺自信並尋求他人的認可。

風火型人若要跟這個傾向對抗，就必須要做一些讓自己快樂，而不是覺得應該會讓自己快樂的事。他們應該要從內而外的相信自己，打從內在感受到自己所接收的外部認可。他們可以在做任何決定（接受工作機會、答應約會，或甚至在早上決定要穿什麼）之前，先簡單地自我探索一下，問一問自己，這個決定是為誰而做，對自己來說是否真實，以及是否會為自己帶來喜悅？別人已經信任他們了，但風火型人必須學會信任自己。

+如何支持風火型人+

若要促使風火型人的決定與自己的快樂一致，你在給予意見時要保守並預留空間讓他們做決定。他們很重視你的想法、行動和言語，所以當你不自覺地展現出來時，可能會以某種方法影響到他們。這可能出自小規模的事件，像是你對看過的電影或讀過的書所發表的評論，或是大規模的事件，像是你對某些他們考慮要與之工作的人或公司的感覺。他們會想要看你喜歡的電影和避開你不喜歡的書（或是讀過後不告訴你這件事）。他們會猶豫要不要跟與你相處不佳的人見面，也會接受你讚不絕口的公司的工作機會。他們會自己思考，但因為重視你，在做決定時，你所扮演的角色比你自己了解的更重大。記得這一點，並在風火型朋友做決定時多加小心；與其加入你的想法，不如問問題和表達看法，來促使他們以自己的指導和智慧做選擇。

讓你的期望保持腳踏實地

風火型人夢想遠大，也有意願要達成目標。我們都該接受「天空才有極限」（註：意指夢想無上限）的想法，但我們在伸手摘星時，雙腳也需要保持站在地上。因為風火型人幾乎沒有土元素，這讓他們很難保持在可接觸地面的範圍內。如此一來，他們會設下對自己或其他人來說太高不可攀的目標與期望。

要讓風火型人在自己的期望上腳踏實地，他們就必須願意看到和接受任何結果。如果他們只能想像自己夢想的理想結果，而不能想像其他結果，那麼他們可能會失望。如果風火型人能靜靜地坐著，並且設想所有可能的情節，以及每種情節帶來的感受，將有助於他們預期最好的結果，但學會接受最不理想的情況（如果沒有獲得想要的升遷，會是什麼感覺？若是航班延誤，讓他們錯過了好朋友的婚禮，感覺會是怎樣？對房屋的出價不被接受時，會產生什麼情緒？）。除此之外，注意現在和過去也是不可或缺的，因為他們的心念傾向於居住在未來。正念（mindfulness）的練習，尤其是呼吸練習，是把人的心念保持在當下的卓越工具。花三分鐘，坐著並閉上眼睛，吸氣數到四，然後呼氣數到四，這個簡單的練習是無價的。停留在當下，有助於減輕對於將會發生什麼事的焦慮，反思過去則會讓他們洞察到，自己已經克服各種情況並達到今日的狀態。

+如何支持風火型人+

對於你的風火型朋友和家人，你要承諾得少，履行得多，因為他們很容易抱持希望。他們的期望純粹是其心念的表現，但對他們而言，所期望的事是非常真實的。和風火型人一起做計畫的時候，一定要包括細節，以防他們以自己的想像填補縫隙。你所計畫的晚餐約會，對風火型人來說是既異想天開又浪漫的；在此同時，你可能打算帶對方去當地一家音樂放得很大聲，無法有親密對談的餐廳。此外，你也要包含備用計畫可能是如何，讓他們知道計畫可能改變，以及那會如何影響他們，還有在無法看到想看的電影時，要改看哪一部。

最重要的是，即使你只是在大聲地說出思考的事或順便提到一個想法，也不要說出你要做什麼無法確定可以承諾的事。他們會記得你說過想要在週末時和他們去喝杯咖啡，然後就會排開行程，以便和你會面。他們會付諸行動去保持自己期望的現實，但你也需要進行你的部分，謹守承諾，並讓你的意圖明確。

火土型人

說出內心話

正如你所記得的，火土型人是落在光譜中的內側。他們將自己的思考、情感和需求保留給自己，這使得他們成為值得尊敬和深思的存在。不過，當他們把所有事情放在內在太久，而不是說出他們的需求或是以別種方式處理事務，這些感覺就會累積，進而產生壓力，然後爆發將接踵而來。火土型人若要保持在平衡狀態，就必須說出來。

對那些不習慣分享自己內在獨白的人來說，寫日記是完美的選項，也是打開與其他人的溝通管道最好的第一步。

這可以是尋常的練習，每天花一段時間將當天的思考寫到紙上。或是更明確一點，像是寫下關於和朋友或情緒事件中反覆發生但尚未完全解決的問題。不管主題是什麼，透過日記來處理自身情緒的經歷，最終會讓與他人分享及對他人開放這件事，變得更普通和自然。

+如何支持火土型人+

你在聆聽火土型人時的接受程度，會是他們選擇是否說出需求和感情的主要因素。由於他們需要時間來建立信任，你必須要堅定但不強求。等候他們自己對你提及他們離婚的事，而不是要求他們再回想一次；或是單純告訴他們，當他們準備好要談的時候，你很願意聆聽。

陪在他們身邊，給他們時間開啟對話，不要去打聽或刺探。當他們終於對你開放時，你要不帶批判地聆聽，好讓他們受到鼓勵，願意繼續分享。保持視線的接觸、點頭，給予口語或非口語的回饋，讓他們知道你在專心聆聽。他們選擇與你分享，是因為信任你，但如果感到你不屑一顧，就不會願意再繼續分享下去。

保持聚焦，但要看到整體

火土型人常讓自己陷入無底洞，專注於研究自己的工作或深潛入個人感興趣的主題。這樣其實很好，除非他們視野狹隘或忘了從工作中抬起頭，去注意還有什麼可以看的。火土型人僅有微量的空和風這兩個具廣泛性的元素，因此，能夠聚焦和看到全景，對他們在保持平衡上來說是重要的。

雖然火土型人喜好深度，但偶爾參與一些只會碰觸到表面的事務，會是健康的學習，像是擔任朋友的活動或大事的來賓，額外的好處來自於無需事先研究內容。走出舒適圈來擴充火土型人的眼界，能讓他們更具適應性和燃起對新事物的熱忱。新活動和短期的承諾可以平衡火土型人，因為這些事通常會與空和風元素相關聯，而火土型人幾乎沒有空和風元素。同時，沒有任何活動和承諾的情況，也可以平衡火土型人！因為他們會埋首於工作中，無視於身或心疲累的跡象。火土型人很容易不眠不休地探索，所以在工作日中休息一下，以及保留整個週末來放鬆，對他們會很好。

+如何支持火土型人+

如果你認識傾向於深陷入計畫或埋首於工作的火土型人，可以找一些方法來當作令他們開心和充滿精力的來源，把他們帶離工作區域，讓他們重新聚焦於自己的安適感。身為他們的朋友，你占有一些優勢，因為你屬於他們精選過的會信賴和聆聽的那一小群人。問他們好不好，是否有花時間照顧自己，他們的需要是否獲得滿足。他們尊敬你，也會真摯地回答你的問題。

你不用去逼迫、催促或強迫他們，只要簡單地邀約他們和你一同參加某些活動，而這些活動會幫助他們解除壓力，或輕推他們給自己更多時間，他們可能會接受並有所行動。尊重火土型人聚焦的需要，但也要鼓勵他們擴充和重視自己的健康。

維持界限而不是關上門

火土型人是最忠實和最奉獻的人，同時也十分保守和具洞察力。雖然這些特質讓火土型人成為最佳的伴侶，但你也很難去了解他們。當火土型人碰到新事物時，一定會花時間去研究（對人也一樣會深入調查），但對還不太了解他們這一點的人來說，火土型人就會顯得不受歡迎或冷漠。

他們的直覺很強，而且通常是正確的，但火土型人需要對他人保持開放，以及意識到這些傾向可能會讓他們顯得不感興趣。雖然火土型人不該去假裝（就算嘗試也做不到），但他們應該要知道別人會怎樣解讀他們的相遇。一種練習開放和建立新關係的方法是，除了對火土型的自我保持真誠外，每個月留一個「新朋友約會日」。為了這個特定的約會，火土型人需要聯繫那些認識且喜歡對方陪伴的人，當作更加認識彼此的機會，像是去喝杯咖啡或共進午餐，或是參加一個有確定的開始與結束時間的活動，好維持最少的承諾但仍能提供連結的機會。

+如何支持火土型人+

火土型人渴求誠摯和有意義的對話，在與他們互動時，將這一點記在心裡，對你來說是贏得他們信任的捷徑。火土型人會以表面含義接受你的行動和話語，就算他們是在開玩笑，也會要求你遵守諾言。他們不太有興趣討論天氣、交通，或通常用來填補尷尬安靜時刻的話題，但這不表示他們對你沒興趣。做你自己，但要記得，火土型人需要花一點時間去認識。給他們時間，要堅持但一致。事先知道這一點，有助於避免誤解，同時可建立起誠實而持久的關係。

·風土型人

開啟並點燃火

我們都知道風土型人在乘客座位上很舒服，他們寧願跟著搭車，而不是擔任導航或駕駛。擔任伴侶是風土型人的強項，部分是因為風和土的天性，讓他們能夠隨遇而安，而部分則是因為他們的火元素少到無法點燃帶領的欲望。但要記得他們（或在任何人身上）不是完全沒有火元素，而承認並不時召喚出內在的火焰，對風土型人保持平衡來說是必要的。

風土型人不是特別有必要去帶領他人，正如不是那麼有必要去開創出自己的道路。他們可以做到的方法是，一週指定一天或一晚去參加活動，如果這是之前他們從未做過的事，就是額外加分。採取這樣主動的行動，會幫助他們發掘自己的熱情，但仍能保有支持他人的空間。

＋如何支持風土型人＋

如果讓你的風土型夥伴做所有的決定，對他們來說壓力太大，但要求他們把選擇範圍縮小或做最後的決定，剛好可以點燃他們火焰。請他們告訴你感興趣的幾部電影，由你來選擇去買哪一部電影的票。或是將晚餐的餐廳選項縮減到兩家，但讓他們決定要在哪家訂位。如果這樣對他們來說還是太多，至少確定自己都會詢問他們的想法、意見和看法，他們可以配合你的決定，但給他們思考的機會是很重要的。

最後，你要確認在他們帶領時如果有任何不好的經驗，像是所選的電影不好看，或所選的餐廳服務很差之類的，他們不會太過計較結果。萬一發生這樣的事，下次他們就不願意再負起責任和做任何決定。

為自己慶祝

風土型人總是為他人出面，但讓他們為自己出面也同樣重要。為其他人慶祝成功，能讓他們感到滿足，但認可自己的里程碑，是讓他們感到滿足的更佳方法。不需要等到完成主要的成就才慶祝，分配時間來善待與愛護自己，是很重要的。最理想的是每週都進行，在一週行程表裡騰出一個早上或晚上的幾個小時，但即使只有一個月一次或兩次，都會是個好的開始。

如此一來，風土型人就有了最讓他們興奮的任務：以他們自己選擇的方式來愛自己。他們可以買花送自己，跟自己約會，休一天假去玩樂，或花時間在咖啡店裡閱讀。風土型人對所選擇的事可能會感到放縱和療癒，但由於他們不太會花時間在自己身上，也可能感到具有挑戰性。

+ 如何支持風土型人 +

支持風土型朋友慶祝他們自己的成就，是個喜悅的任務。藉著反映出他們對自己的支持，來表達你知道這些事對他們來說是重要又有意義的，這會讓他們感到振奮，知道你感激他們對你的所有支持。風土型人寧可將注意力放在你身上，而不是在他們身上；但是他們仍舊會感激你為他們加油打氣，以及被看到的感覺。由於他們習慣將別人置於優先，因此會很驚訝於你居然注意到發生在他們生命中的事，而你給予他們這種關懷，會讓他們對「被別人看到」這件事感到自在，並在最終會產生持續性的影響。

支持他人但堅持自己的立場

風土型人總是渴望著為所愛的人現身，傾向於擱置自己的需求，特別是在他們覺得自己的看法或欲求會與他人相衝突的時候。但風土型人不需要在自己與他人、聆聽與說話，或支持他人與堅持自己的立場上做選擇。他們能夠也應該做所有的事。

要精通這些位處兩極的方法，最好是透過具體化的練習，因為風土型人的身體與心智屬性，代表了處在光譜兩端的元素。他們可以藉著採取寬廣的站姿，來站穩立場，微微屈膝來感受雙腿和腳下土地的力量。閉著雙眼，將雙手放在心上，他們可以在吸氣時重複「我支持」，然後在呼氣時重複「我堅持立場」（保持這個姿勢，重複這些咒語五次），並在身體上牢記這個感覺。之後，當風土型人處在有機會發表自己意見的情況時，就可以回想起這個感受並感覺獲得力量。

+如何支持風土型人+

你要知道，風土型朋友很容易就與你的意願融合，但也要意識到他們的界限，特別是他們無法建立起自己的界限時。當你待在風土型人的身邊，很容易變得只顧自己的利益，因為他們會配合你的每個願望，在你領導時跟隨你。風火型人的天性是扮演伴侶的角色，因此很難在「支持你的天性」與「犧牲部分的自己來維持關係」之間劃出界線。如果你的愛人是風土型，要常常確保他們的福祉受到考量，也就是讓他們知道自己的需求，也能確認這些需求會受到滿足，以及他們的身分是完整且受到認可的。

⑦·三型體人

留在當季

三型體人在與季節保持和諧時，會體驗到最佳的健康狀態。每個季節都具有一種體質的多個性質：晚冬與春季是土型，夏季是火型，而秋季和冬季初期到中期是風型。在每種體質相對應的季節裡，人們會更注意到失衡狀況，因為環境會促成累積（同質相互增強）。三型體人的體內具有所有的季節屬性，因此在每個季節裡都需要對環境帶來的感覺，保持警覺。

有許多方法可以讓三型體人根據季節來生活：選擇吃當地和當季生產的作物，調整與季節應對的運動（例如在春季比較劇烈，在秋季則是較緩慢且更有條理），或找時間重設特定的食物和自我照護計畫，以便在季節交替之間修復健康。

+如何支持三型體人+

「尊重季節」是與朋友或社群相處的最佳方法，尤其是季節性的傳統活動。春季慶典、夏季野餐、秋季採集南瓜、冬至集會等等，有許多標記季節的可能性，以及給予特定時節一種可識別的感覺，同時支持彼此的健康。如果你的生命中有位三體型人，而你想幫助他保持平衡，可以從針對你們的興趣和關係的獨特方法，展開專屬的季節性傳統。現在就在你的日曆上增添一個新傳統，每年都固定進行，然後觀察這個傳統以及它與你的三型體愛人之間的這份連結會如何進展。

使用內在羅盤繪出方向

由於三型體人的所有元素都表現得很平均，他們通常會與許多類型的人相關，並且在每一種所嘗試的活動中找到連結。這會讓他們不容易找到自己的道路和熱情，因為他們覺得外在所有事物都與自己有關，而且幾乎所做的每件事和在一起的人，都讓他們感到很自在。但只因為某人很會做某件事，不代表他們注定要做它，也就是說，三體型人可能要做更多的深思，才能找出真正的方向。

三型體人若要找出自己的方向，首先必須盡可能地對多種經驗打開胸襟，對每個經驗帶給自己的感受保持覺知。比方說，可以想想身體上的感覺，什麼樣的情緒被帶到表面，以及自己有多容易找到流暢的狀態。最後他們必須看向內在，因為所有的答案都在心中。

+如何支持三型體人+

你的不同行動將強調出三體型人之人格的不同部分，而你可以藉此支你最喜歡的三型體人去繪出他們的方向。注意他們興趣的走向是否與你的相同，還有哪些活動讓他們最快樂。儘管他們可能喜歡和你一起烹飪、上瑜伽課，或是和你看同類型的電影，但要幫助他們找到真正能夠餵養他們靈魂的事物。鼓勵他們嘗試新事物，並願意和他們一起探索新興趣，尤其是你看到他們失去幹勁或是在經歷某些情緒時。

擁抱所有元素

每種體質都有自己的光明面與陰影面、力量與掙扎，以及什麼刺激了他們，又有什麼會造成暴怒。在核心中，這都是根據存在於內在的元素及其屬性。雖然單一體質和雙重體質的人，通常需要檢查及平衡一或兩個元素，三型體人則是需要擁抱全部。

就像需要在餐點中包含所有的調味與營養，還有在其中一種元素低落或耗盡時要做調整，三型體人應當要評估自己每日的常規，以確定所有的元素都獲得表現。例如，空與風的光明面和移動性可以透過運動帶出來；水和土元素則可以藉著晚上睡前在腳上塗抹油來容納；而火元素則可以藉著早起時喝一杯溫水來照料。或者在精神和情緒層面，可透過保持胸襟開放來擁抱空和風元素；火元素可以藉著追求個人熱情來表現。而水與土元素則可以從給予心理適量的休息時間（像是冥想）來得到滿足。

如何支持三型體人

當三型體人努力容納所有元素時，你可以藉著接受他們體現出的不同心情與情緒，來支持他們。儘管「擁有所有元素」代表著三型體人會非常面面俱到，但也代表他們更加複雜且難以預測。作為他們的伴侶，你很難像對其他體質那樣，預測出三型體人隨著每日的壓力源而來的不同的反應和失衡。學著去接受他們人格的所有部分，並為可以幫助三型體人保持平衡與成長茁壯的任何事，做好準備。

你的體質，你的故事

我們透過一生所累積的經驗寫下了故事，這個故事是透過我們的思考、感受和行為來訴說。在施行阿育吠陀療法時，我學到了「聆聽患者的故事」是帶領他們走向健康與療癒的關鍵。他們個人的時間軸，充滿了心理與情緒的地標、身體症狀與失衡、失敗與勝利，所有這些都對他們真實的天性提供了深具意義的洞察。

這些線索幫助我從他們的核心以及在其整體之中，看出患者真實的自我。同時，在許多案例中，他們也能夠做出同樣的回報。如此一來，就建立起他們終身健康幸福的基礎，因為「感覺被看到」和「看出一個人的真我」都是很療癒的事。這會帶出覺知和連結性，打開了對我們自己和他人的愛與關懷的空間，這是在我們感覺良好之前必須要具備的狀態。

認識自己的體質，讓我們對自己的力量和弱點有更清楚的看法，像是什麼餵養了我們的靈魂，以及為何會感覺與某些人一致而與其他人則不一致。當我們受到生命的事件塑造時，體質會讓你對這些事件的反應可以預測。只要我們知道自己的體質，就可以預測出自己會有哪些反應、哪些情緒會浮現，還有需要處理哪些感覺。

我們的體質不會讓我們去預知未來，但可以幫我們對將來的各種大小事做好準備。能夠辨識出可能妨礙個人生活、事業及健康的思考和行為模式，這是很有幫助的，但或許更具助益的是，知道這些思考和行為模式產生時，我們可以做什麼。精神和身體的健康是不可分的，所以知道自己的體質的好處，不會只停留在對我們的心思有更好的了解，還會將之帶入自己健康幸福的每一部分。

我們的思考和感覺是相關聯的，就如同我們與大自然之間帶著連結一樣（小宇宙和大宇宙）。阿育吠陀在自我發掘和療癒的貢獻上是無限的，但這也代表我們很容易就忘記把自己視為某個更大存在的一部分。所以，隨著你展開這段旅程，要對細節和整體，以及與自己和世界和諧共存的方式，都保持開放的態度。

附錄

體質快速參考表

	元素	屬性	主要行為	相關思考、感情或行為
風型	空＋風	輕盈 移動 細微 冷 乾 粗糙 堅硬 清澈	行動	· **光明面：**創意、對改變感興奮、自發性、激發想法、喜悅 · **陰影面：**恐懼、感覺分心、焦慮、沮喪、悲傷、不踏實、難入睡、健忘
火型	火＋水	輕盈 敏銳 熱 流動 油膩（過度乾燥）	轉變	· **光明面：**敏銳的智力、注意細節、以目標為導向、專注、解決問題、具野心、自我激勵 · **陰影面：**過度具野心、完美主義、批判、不友善、好鬥、暴力、自私自利、不給予讚美、只看到需要解決的問題
土型	水＋土	沉重 油膩 柔軟 平滑 遲鈍 稠密 陰鬱 粗略 停滯 涼	保護與成長	· **光明面：**寬恕、關懷、穩定、養育、滿足、精神持久、給予、關懷 · **陰影面：**依戀、貪吃、難以開啟新事物和接受改變、容易固守成規、不活潑、不具啟發性、沮喪、忽略自我照顧、界限太少、容易被糟蹋

風型

風型體質概述

元素	空	風
屬性	• 輕盈 • 移動 • 細微 • 冷	• 乾 • 粗糙 • 堅硬 • 清澈
身體特徵	• 小或高的體格 • 捲髮 • 深或黑色髮色 • 皮膚乾 • 不規則的牙齒 • 小或薄的嘴唇 • 小眼睛	• 活躍或游移的眼神 • 褐色或黑色的眼睛 • 精瘦或容易養成精瘦的肌肉
心理特性	• 喜愛創作 • 自發的 • 適應性強	• 享受改變 • 充滿喜悅 • 無憂無慮
常見的失衡	• 便祕 • 消化不規律 • 脹氣 • 心思過於活躍或靜不下來 • 過度活動 • 恐懼 • 擔憂 • 不安全感	• 欠缺穩定性或很難保持常規 • 失眠或在半夜醒來 • 惡夢 • 皮膚乾燥 • 神經疼痛 • 骨關節炎

風型人的光明面與陰影面

光明面	陰影面
適應性強且歡迎改變。	無法承諾，在個人和職業生活上有過多的流動。
在開始階段或展開新計畫時，成長茁壯。	不一定能完成工作。
充滿新想法。	一次很難專注在一件事上。
創造性的。	會掙扎於簡單的 A 到 B 解決方案。
自發的。	在保持穩定的行程表上，會受到挑戰。
用言語表述感情。	可能會有過多或不需要的言語。
外向的。	害怕錯失機會。

在愛中的風型人

愛的語言	文字（口說或書寫）、戲劇
在關係中的優勢	對改變開放、願意交談、自發的能力、適應性強、富有冒險的態度
在關係中的弱點	對承諾有困難；做決定時需要許多支持；不穩定；經常尋找行動和刺激。
在關係中最重視的特質	冒險性、興奮、行動、自由、樂趣

火型

火型體質概述

元素	火	水
屬性	• 輕盈 • 敏銳 • 熱	• 流動 • 油膩（過度乾燥）
身體特徵	• 中等或一般的體格 • 白皙或微紅的膚色 • 細軟或直髮 • 金或紅的髮色 • 早期的白髮或禿頭	• 中等尺寸的牙齒，可能發黃 • 中等大小的眼睛 • 熱切或穿透性的眼神 • 綠或灰色的眼睛 • 中等的肌肉量
心理特性	• 天生的領導者 • 以細節為導向 • 敏銳的智力 • 目標驅動 • 專注 • 自我激勵	• 具競爭性 • 有組織的 • 計畫者 • 負責 • 可靠
常見的失衡	• 快速的消化 • 軟便 • 血便 • 胃酸過多 • 潰瘍 • 憤怒 • 易怒 • 批判 • 過度挑剔 • 難入睡 • 暴力的夢	• 青春痘 • 皮疹 • 牛皮癬 • 發炎狀況 • 結膜炎 • 生殖荷爾蒙失調 • 高血壓 • 貧血

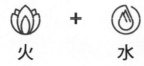

火型人的光明面與陰影面

光明面	陰影面
自我激勵。	自尊驅動。
天生的領導者。	可能喜於指揮或控制他人。
結果驅動。	很難玩樂或放鬆，容易過勞。
批判性思考者。	可能只會看到錯誤或需要改進的，不會給予讚美。
熱情。	令人生畏。
有組織，計畫良好。	死板。
敏鋭智力。	説話尖刻，未經過濾的言詞。

在愛中的火型人

愛的語言	禮物、負擔起責任
在關係中的優勢	自信、可靠和尊重常規、熱情、領導能力、強大的決策制定和計畫能力
在關係中的弱點	個人空間和自主權的需求；控制的欲望；過度的結構或僵化；工作優先。
在關係中最重視的特質	智力的挑戰；對事業和個人興趣具相同熱忱的伴侶；愛好清潔有條理；目標導向的夥伴；領導的空間；自主權。

土型

土型體質概述

元素	水	土
屬性	• 沉重 • 遲鈍 • 涼 • 柔軟 • 平滑	• 停滯 • 陰鬱 • 粗略 • 稠密
身體特徵	• 寬廣或較大的體格，帶著勻稱的體重分配。 • 油膩的皮膚 • 濃密的頭髮	• 很深或很淺的髮色 • 強壯潔白的牙齒 • 睫毛濃密的大眼睛 • 體積較大的肌肉，很難減重
心理特性	• 有愛心 • 忠實 • 值得信賴 • 培育 • 腳踏實地 • 穩定一致 • 穩重	• 平靜 • 仁慈 • 喜悅的 • 良好的長期記憶力 • 強建的精神耐力
常見的失衡	• 消化緩慢 • 糞便中有黏液 • 沮喪 • 退縮 • 冷淡、漠不關心 • 缺乏動機 • 感覺受困 • 過敏 • 氣喘 • 呼吸系統疾病	• 水腫或液體蓄積 • 血液或淋巴的停滯 • 充血阻塞 • 糖尿病 • 高膽固醇 • 長時間的睡眠 • 纖維瘤

土型人的光明面與陰影面

光明面	陰影面
腳踏實地且穩定。	容易受困。
天生的關懷者或培育者	忽略自我照顧。
關懷。	界限太少，會被踐踏。
良好的精神與身體耐力。	行動緩慢。
擅長維護已經建立好的事項。	當談到新經驗時，會自我設限。
優越的長期記憶力。	對過去可能會過度懷舊，會記仇。
外向。	害怕錯失機會。

在愛中的土型人

愛的語言	接觸、食物或烹飪、提供幫助
在關係中的優勢	毫無條件的愛與支持、關懷、幫助和照顧、穩定性
在關係中的弱點	容易受困；變得太過安逸；厭惡衝突；接受問題而不是處理問題。
在關係中最重視的特質	舒適、喜悅、平穩、穩定性、承諾

風火型

風火型體質概述

元素	空 + 風	+ 火 + 水
屬性	• 輕盈 • 乾 • 細微	• 熱或冷 • 粗糙 • 堅硬
身體特徵	• 小到中等體格 • 正常到乾皮膚 • 細軟到中等髮量 • 髮色紅或金或褐	• 中等尺寸的牙齒 • 綠色或藍色或褐色眼睛 • 精瘦到中等肌肉量
心理特性	• 思考敏捷 • 反應快	• 創新 • 愛冒險
常見的失衡	• 眼睛乾燥 • 眼睛紅 • 風溼性關節炎 • 硬粉刺 • 黃褐斑（肝斑） • 多變的腸道問題或腸躁症	• 痔瘡 • 子宮內膜異位症 • 腎上腺疲勞 • 不孕症或難受孕 • 耗盡或過勞 • 失眠

風火型人的光明面與陰影面

光明面	陰影面
追求公平。	容易發脾氣。
快速反應。	很快就會疲倦和失去動力。
察覺他人的感情並小心謹慎。	有時行動是出於恐懼。
思考和學習迅速。	會犯錯或對解決方案採取捷徑。

在愛中的風火型人

愛的語言	文字、偶爾送禮
在關係中的優勢	關係中的對等為優先、很有彈性但果斷、對嘗試新事物抱持開放
在關係中的弱點	缺乏自信；通常在關係中沒有安全感，或質疑伴侶對自己的興趣；小小的衝突會感覺像是重大威脅。
在關係中最重視的特質	安全感、確定性、穩定性、忠誠度、樂趣

火土型

火土型體質概述

元素	火 + 水 + 土	
屬性	• 溫暖 • 沉重 • 油膩	• 流動 • 停滯 • 緩慢
身體特徵	• 中等到大體格 • 正常或混合皮膚 • 蒼白或微紅膚色 • 中等到濃密頭髮 • 紅色或黑色髮色	• 較大尺寸的牙齒 • 中等到大眼睛 • 藍色或綠色眼睛 • 中等到大的肌肉 • 容易增肌
心理特性	• 具有精神敏銳度和耐力 • 專注 • 值得信賴	• 忠實 • 親切待人
常見的失衡	• 高血壓 • 充血性心臟疾病	• 帶分泌物的皮膚狀況 • 癌症

火土型人的光明面與陰影面

光明面	陰影面
長時間保持穩定的專注。	會埋首於工作而必須放棄其他機會。
關懷他人並擔負起額外的責任去幫忙。	在過度專注於他人時，可能會與自己的需求失去接觸。
對能力與技能的自信和確定性。	很難看到他人並不像自己這麼有能力，也很難對自己有信心。
具備永續的精力。	掙扎於何時該停止，也不容易注意到自己快要生病了。

在愛中的火土型人

愛的語言	愛的小紙條、觸摸、善良的舉動
在關係中的優勢	良好的聆聽者、讓伴侶感到被看到、理解、耐心、堅定、忠實
在關係中的弱點	承擔他人的重擔；無法尋求幫助；不表達需求；將問題內化；將他人的需求置於自己的之前。
在關係中最重視的特質	簡單、深度、熱情、需要有時間與空間來追求自己的興趣、忠實

風土型

風土型體質概述

元素	空 + 風 + 水 + 土
屬性	因為空、風、火、水和土的表現彼此對立，任何特性組合都可以在風土型人身上看到。
身體特徵	身體特徵由於對立元素的混合，因此相當多變。你可能在此人身上看到極端，像是瘦或高的體格，或有著較小的眼睛和薄唇，但有濃密的頭髮。
心理特性	• 容易相處 • 支持的 • 心思開放
常見的失衡	• 獨特的敏感性（通常是比其他體質更敏感，也更明顯的狀況） • 呼吸系統疾病 • 過敏 • 氣喘 • 關節腫脹 • 循環不良 • 消化緩慢

風土型人的光明面與陰影面

光明面	陰影面
隨遇而安。	很難做決定，或堅持自己的喜好或需求。
樂趣與安逸優先。	會避免艱苦的工作，尤其是欠缺足夠的指導或獎勵不夠大之時。
喜歡支持他人達到目標。	對生命可能會欠缺個人的熱情或聚焦的領域。
友善且能與任何人開始交談。	會說多於做，以袖手旁觀知名。

在愛中的風土型人

愛的語言	文字、觸摸、戲劇
在關係中的優勢	適應性強、支持、喜悅、樂趣
在關係中的弱點	可能會失去自我身分或與伴侶的身分融合；避免處理問題和衝突；敏感、不安全感。
在關係中最重視的特質	會領導和做決定的伴侶；持續的安心保證；提醒他們是受到重視的。

三型體

三型體質概述

元素	空 + 風 + 火 + 水 + 土
屬性	三型體代表所有元素都在作用，因此很難說出哪種表現占優勢。我們容易在中間範圍找到三型體的特質。舉例來說，他們既不乾也不油，不固定也不移動，剛好處在中間。
身體特徵	三型體人的身體特徵，分布在所有體質的特性中。他們會有各種顏色的眼睛或皮膚色調，以及所有體質的平均程度，這代表沒有任何一種是特別大或小。
心理特性	面面俱到；思考敏捷且帶有精神的耐力；良好的整體記憶；會感覺到各種情緒，從焦慮、憤怒到悲傷都有，但沒有哪一種是處於主導地位，或沒有哪一種情緒會造成干擾。
常見的失衡	這種體質的人並沒有其他體質的常見失衡。但要注意的是，一旦三型體人失衡，他們的問題會比較難處理。所有體質與元素的存在，代表調整其中一種，就很容易讓另一種惡化。

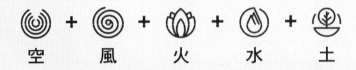

相關資源

在本書中，我們深度討論了阿育吠陀體質的情緒和心理方面，但還有更多可以探討。接下來的資源，可以幫助你更加深入那些本書稍微碰觸到的主題：

自我照顧、常規和生活方式

The Ayurvedic Self-Care Handbook by Sarah Kucera
Living Ayurveda by Claire Ragozzino
Change Your Schedule, Change Your Life by Dr. Suhas Kshirsagar
The Path of Practice by Bri Maya Tiwari
Ayurveda Beginner's Guide by Susan Weis-Bohlen

飲食與藥草

What to Eat for How You Feel by Divya Alter
Root & Nourish by Abbey Rodriguez and Jennifer Kurdyla
The Yoga of Herbs by Dr. David Frawley and Dr. Vasant Lad
Ayurvedic Cooking for Beginners by Laura Plumb
Ayurvedic Medicine by Sebastian Pole
The Everyday Ayurveda Cookbook by Kate O'Donnell
The 3-Season Diet by John Douillard

基礎／一般

The Complete Book of Ayurvedic Home Remedies by Dr. Vasant Lad
Ayurveda: The Science of Self-Healing by Dr. Vasant Lad
Prakriti by Dr. Robert E. Svoboda
Ayurveda and the Mind by Dr. David Frawley

致謝

我很感激在撰寫本書時所受到的支持。每個文字和行動，不管大小，對我都具有很深的意義。

特別感謝：

奧莉維亞．佩魯梭（Olivia Peluso），我的編輯，從開始到結束，以及過程中的章節重組，都支持著我。謝謝你的耐心、經驗和時間，將我的想法塑造成可以與許多人分享和造福許多人的事物。

漢娜．馬督絲卡（Hanna Matuszak），感謝你的編輯才能以及協助將本書各處微調得恰到好處。

感謝珍妮佛．克迪拉（Jennifer Kurdyla）的智慧與用心。你的指導與再三保證，正是我需要用來繼續完成本書的力量。

史蒂夫．哈里斯（Steve Harris）我的文學經紀人，謝謝你一路上的鼓勵與幫助。

感謝我的朋友與家人總是願意借書給我，或在我精力低落時鼓勵我。

道格拉斯（Douglas）謝謝你鼓勵我努力下去，提醒我要休息，以及在漫長的寫作期間為我煮晚餐。你是我最愛的火土型。

感謝所有信任且賦予我這份知識的老師們，以及在他們之前的老師們。我希望永遠能夠以您們給予我的榜樣來帶領，以及保存阿育吠陀真正的精隨與本心。

關於作者

莎拉・庫賽拉是脊骨醫學博士、認證阿育吠陀執業者，以及瑜伽老師。她是美國密蘇里州坎薩斯市「智者瑜伽與治療藝術中心」（Sage Center for Yoga & Healing Arts）創辦人，著有《阿育吠陀自我照護手冊：每日每季的整體治療儀式》（*The Ayurvedic Self-Care Handbook: Holistic Healing Rituals for Every Day and Every Season*）。庫賽拉對於教導及賦予他人簡單的方法來照顧自己，懷有深切的熱情，而這些簡單的方法將能對健康和生活造成重大的影響。

sarahkucera.com ｜ sarah_kucera

BC1118

阿育吠陀七型人

從體質洞悉性格，發揮個人優勢，開創平衡的幸福人生

The Seven Ways of Ayurveda: Discover Your Dosha, Tap Into Your Strengths
–and Thrive in Work, Love, and Life

作　　者｜莎拉．庫賽拉（Sarah Kucera）
譯　　者｜蕭斐
責任編輯｜于芝峰
協力編輯｜洪禎璐
內頁排版｜劉好音
封面設計｜小　草

發 行 人｜蘇拾平
總 編 輯｜于芝峰
副總編輯｜田哲榮
業務發行｜王綬晨、邱紹溢
行銷企劃｜陳詩婷

國家圖書館出版品預行編目（CIP）資料

阿育吠陀七型人：從體質洞悉性格，發揮個人優勢，開創平衡的幸福人生／莎拉．庫賽拉（Sarah Kucera）著；蕭斐譯．－初版．－臺北市：大雁文化事業股份有限公司．橡實文化出版：大雁出版基地發行，2023.04
272 面；23*17 公分
譯自：The Seven Ways of Ayurveda : Discover Your Dosha, Tap into Your Strengths-and Thrive in Work, Love, and Life
ISBN 978-626-7085-92-9（平裝）

1.CST：健康法

411.1　　112002373

出　　版｜橡實文化 ACORN Publishing
臺北市 105 松山區復興北路 333 號 11 樓之 4
電話：（02）2718-2001　傳真：（02）2719-1308
網址：www.acornbooks.com.tw
E-mail 信箱：acorn@andbooks.com.tw

發　　行｜大雁出版基地
臺北市 105 松山區復興北路 333 號 11 樓之 4
電話：（02）2718-2001　傳真：（02）2718-1258
讀者服務信箱：andbooks@andbooks.com.tw
劃撥帳號：19983379　戶名：大雁文化事業股份有限公司

印　　刷｜中原造像股份有限公司
初版一刷｜ 2023 年 4 月
定　　價｜ 450 元
I S B N ｜ 978-626-7085-92-9

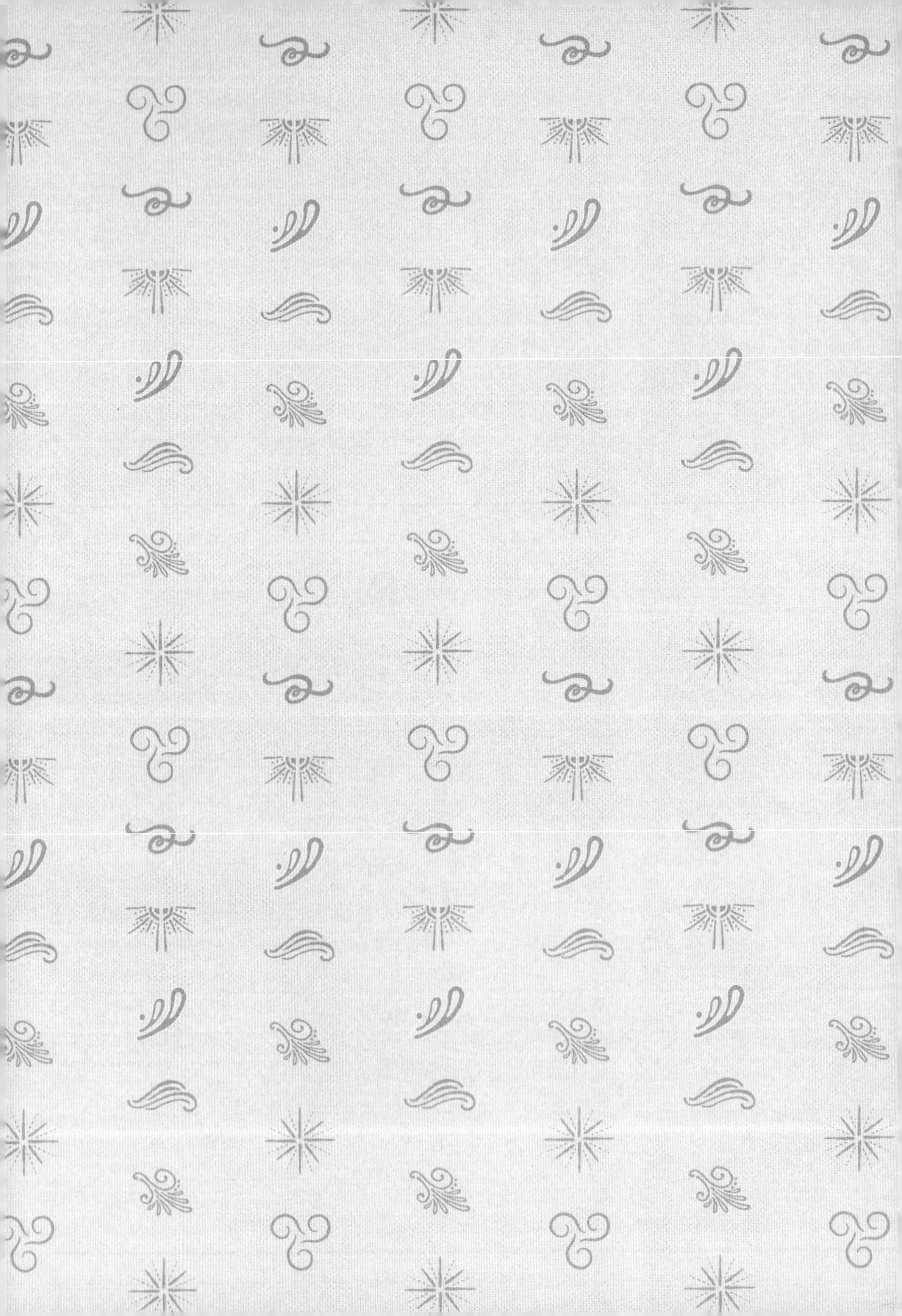